老いと腸

名医が教える老けない人の腸活術

医学博士
江田クリニック院長
江田 証

産業編集センター

はじめに

最近、私のまわりでこんな声をよく耳にするようになりました。

「同じ量食べて同じ量動いているのに、60歳を過ぎたあたりから、前より太りやすくなってしまって」

「前は快便だったのですが、最近は便座に長い時間座っても、出ないことが増えまして」

「若い頃は下痢などしたことがなかったのですが、最近はずっと軟便で、下痢することも増えてきました」

いずれも60代から70代のシニアの方です。

腸のトラブルは、さまざまな不調の原因になると言われて久しく、腸活が健康のカギを握ることは多くの方に知られるようになりました。

本書では、「加齢とともに腸はどのように変化するのか」という疑問に医学的にお答えしながら、シニアならではの症状に特化した腸活の方法を丁寧にお伝えしていきます。

医学博士　江田　証

もくじ

第5章 教えて江田先生！ シニアの腸に関するモヤモヤQ＆A 129

序章

老化と腸の関係は?
老腸相関について

“老腸”を変えれば寿命が延びる

70歳からの腸活ロードマップ！

70歳にめでたく突入

悪玉菌を減らして認知症
など脳の病気を予防する

究極の善玉菌を増やして
筋肉を増やして寝たきりを防ぐ

腸内細菌を整えて肌の老化、
シワやたるみを防いで美肌へ

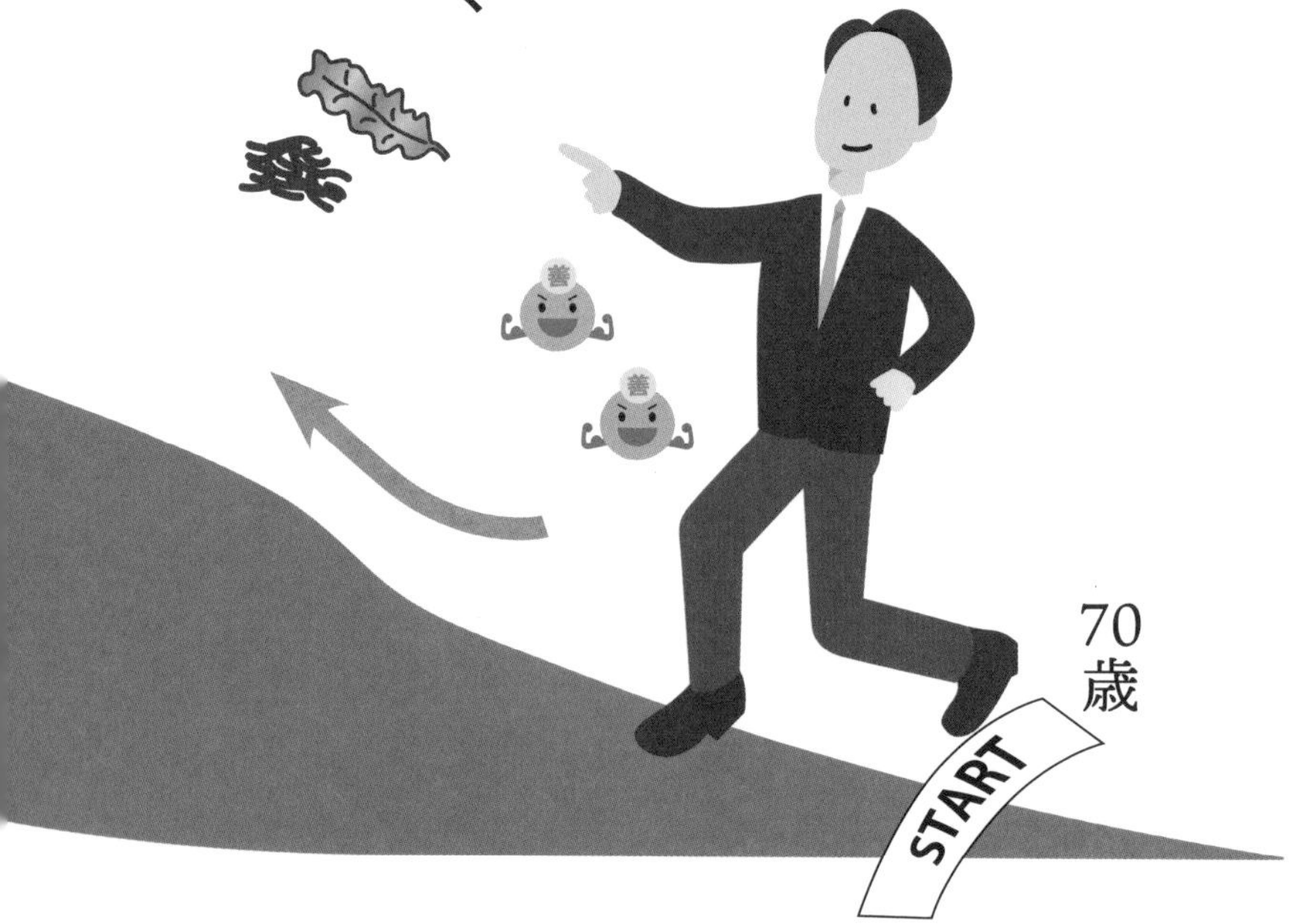

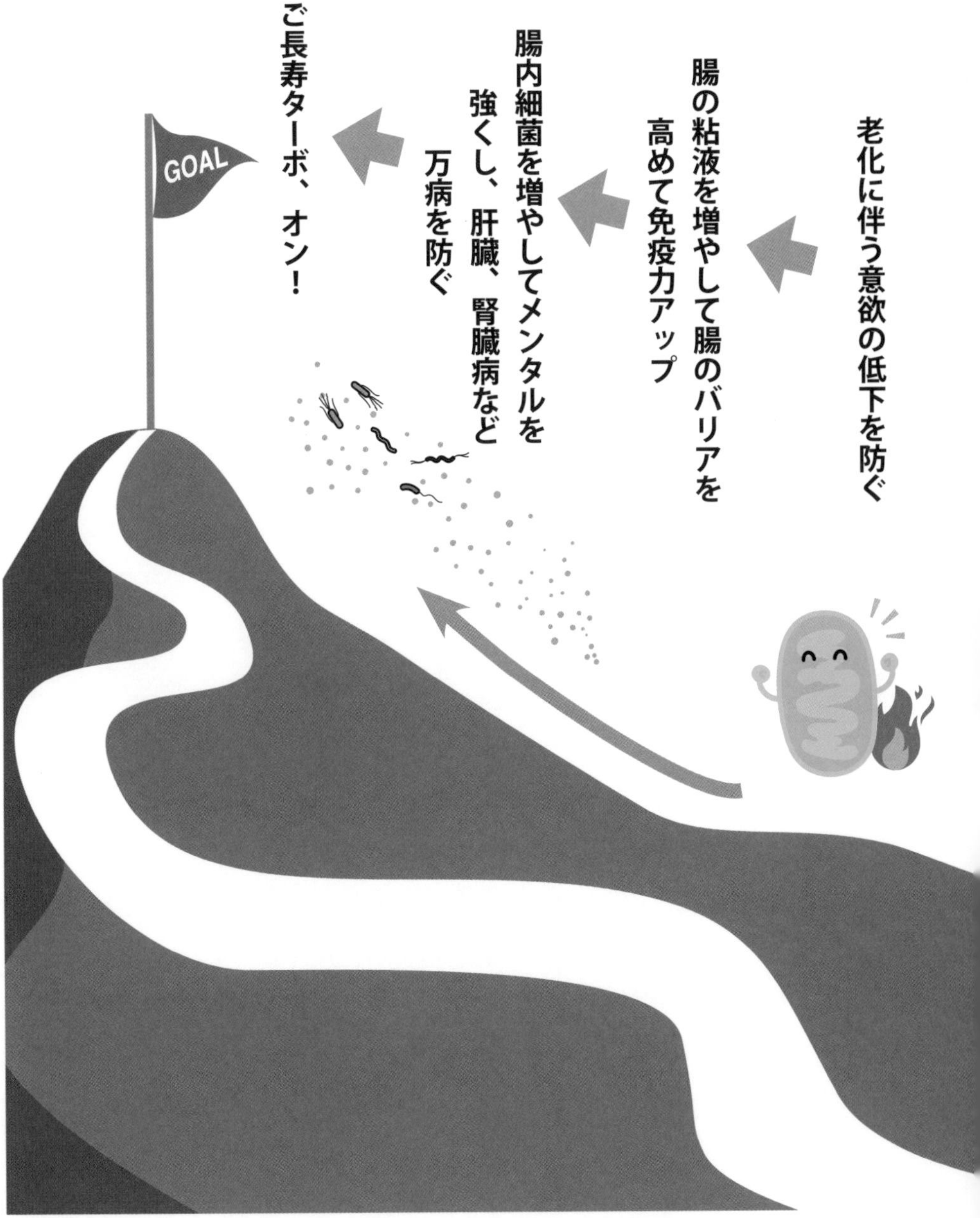
老化に伴う意欲の低下を防ぐ
腸の粘液を増やして腸のバリアを
高めて免疫力アップ
腸内細菌を増やしてメンタルを
強くし、肝臓、腎臓病など
万病を防ぐ
ご長寿ターボ、オン！
GOAL

老化は病？だったら治せる？

人生１００年時代とも言われるようになり、私たち人間は、かつてないほど長生きできるようになりました。でも少し考えてみてください。長生きできると言っても、老化に起因するさまざまな不調を抱えたまま生き長らえることは、果たして多くの人にとっての「ウェルビーイング（よりよく生きること）」に繋がるのでしょうか？

「老化は人間の運命ではなく『病気』であり、治すことができるのだ」――これはハーバード大学医学大学院の教授で、老化研究の第一人者であるデビッド・A・シンクレア氏が、『LIFESPAN 老いなき世界』で唱えた仮説です。

ここ10年くらいの間に老化の特徴や老化の分子生物学的な解明が進み、老化というのはさまざまな病気と同じように、止めることができたり、スピードを緩めることができる、ということが分かってきました。

老化の原因を突き止め改善することは、誰もが望む健康長寿への近道を見つけるようなもの。その近道探しの大きなカギを握るのが腸であると、私は確信しています。

老化と腸に密接な関係、「老腸相関」を追う！

腸と健康に深い結びつきがあることは、「脳腸相関」の研究で分かってきましたが、さらに研究が進み、最近では老化と腸の関係性も知られるようになりました。そのことは、「脳腸相関」ならぬ「老腸相関」と言われ、医学界でも注目を集めています。

「腸は全身の司令塔」とよく言われますが、その司令塔である腸の中にある細菌が、老化を食い止めることが分かってきたのです。

これまで老化やエイジングは、「病気ではない」という認識のもと、医学の分野ではあまり取り上げられてきませんでした。ところが、老化は、体が慢性的な炎症状態になり、細胞や組織が傷つくことで起こること。こうした炎症は、実は腸内細菌と関係しており、腸内環境を整えることで、炎症、ひいては老化が抑えられるということなどが、どんどん明らかになってきたのです。

腸内細菌は免疫力とも密接な関わりがあります。新型コロナウイルスの感染では、腸内環境が悪いと重症化しやすいことが分かっており、腸内細菌の種類や比率から重症化を予測する研究も進んでいます。

人間の腸には1000種類以上100兆個もの腸内細菌がありますが、「どんな細菌が腸内にあるのが望ましいでしょう?」と聞かれたら、私は迷わず「まずは腸内細菌の多様性が保たれていることですね」とお答えします。国や地域、食生活で、菌の種類や割合は異なりますが、その種類や数が減り、多様性が損なわれると、健康に悪影響を及ぼすことには変わりはないからです。

日本人の腸内細菌はビフィズス菌が多いのが特徴のひとつですが、これは日本人が長寿であることと関係していると言われています。日本人は牛乳などに含まれる乳糖を自分で分解できません。なぜなら乳糖分解酵素がないからです。一方、ビフィズス菌は乳糖が大好物。小腸で吸収されず大腸に届いた乳糖がビフィズス菌を増やすことに一役も二役もかってくれているのです。

ただ、こうした多様性や特徴は、環境変化のあおりを受けやすく、都市化や工業化、抗菌剤などの薬剤使用などにより、腸内細菌の多様性がどんどん失われてしまいます。

「80歳の壁」を越えられる人は、便秘が少ない

80歳を超えて長生きしている超高齢者には、「快腸」の人が多い。つまり、便秘の人が少ないのです。

左のグラフを見てみてください。これが、最近の日本人のお腹の調子のあらましです。

日本人の年代別の便秘頻度
2001～2019年度　国民生活基礎調査

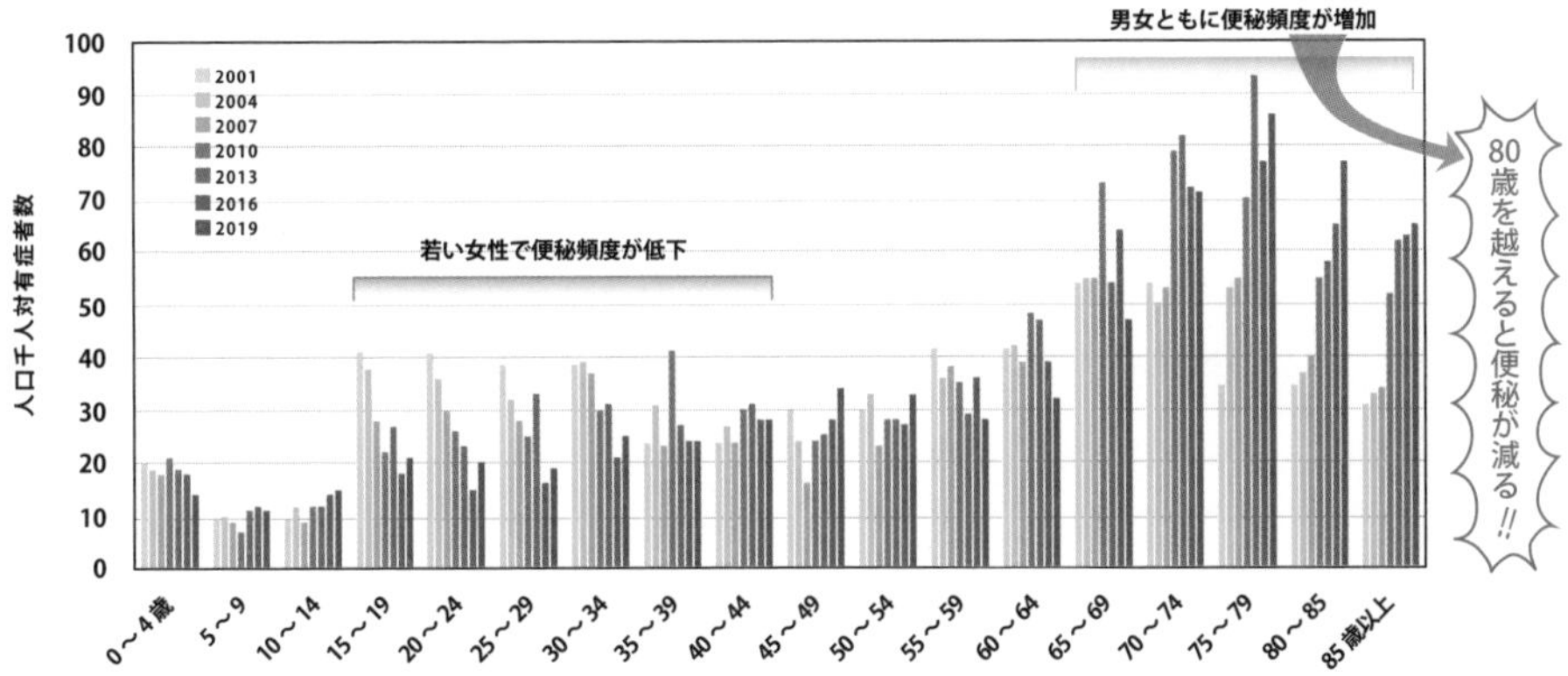

一昔前は、「便秘は若い女性の病気」という印象があったと思います。

しかし、最近の日本人の傾向としては、理由はわかっていませんが、若い女性の便秘が減っています。

そして、グラフを見ると、確かに65歳以上の高齢者の便秘は増えていますが、80歳を超えてしまった超高齢者の便秘はむしろ減っていることがわかります。

「80歳を超えると、便秘の人が減ってくる」

これは何を意味するのでしょうか?

実は便秘があると、後述するように、脳梗塞や心筋梗塞などの病気が増え、寿命が短くなることがわかっています。

逆に、このような病気にかからずに、「80歳の壁」

を越えることができた人は、便秘が少なく、快腸だということです。

腸の調子がよい人ほど、長生きができるということを意味しているのです。

便秘がない人は長寿 80歳の壁とは、腸の壁

55歳以降の一般住民を対象にした研究で、便秘の患者を15年間追跡をした研究があります。

これによると、便秘の人が15年後に生存したのは60%でした。それに対し、便秘がなかった人の生存したのは、80%。

つまり、便秘がある人は、ない人に比べて生存率に20%もの差がでているのです（＊）。

では、便秘のある人は、どんな病気にかかりやすいのでしょうか？

脳梗塞です。便秘があるとトイレでいきむので、血圧が上がって脳出血が増えるような印象がありますが、実は脳出血のリスクは増えません。増えるのは脳梗塞なのです。

現在、便秘があると、血管が硬くなる「動脈硬化」が増えることがわかっています。動脈硬化によって脳の血管が詰まりやすくなり、脳梗塞が増えるのです。

また、便秘がある人はない人に比べて、心臓の血管が詰まる心筋梗塞や狭心症になりやすいこと

も判明しています。「ロックンロールのキング」と呼ばれたエルビスプレスリーは便秘で悩んでおり、トイレでいきんだ際に、心臓発作で亡くなったと言われています。

腸の中で腸内細菌が作り出す毒素（ＴＭＡＯについては後述します）が血管の中に吸収され、血管を硬くして動脈硬化を起こすからです。

便秘がない人に比べて便秘の人は、脳梗塞では、男性は１・４倍、女性は１・３倍とリスクが増え、心筋梗塞や狭心症では、男性は１．51倍、女性は１．25倍とリスクが増えるのです。

つまり、80歳の壁を越えて長生きした人は、便秘などの腸の病気がなかったからこそ、これらの病気を遠ざけ、長寿を成し遂げることができたと言えるのです。

（＊）「Chang, Joseph Y et al. "Impact of functional gastrointestinal disorders on survival in the community." The American journal of gastroenterology vol. 105,4 (2010): 822-32. doi:10.1038/ajg.2010.40」

腸の老化とはなにか?

ひとくちに「腸の老化」といいますが、医学的にこの「老腸」とはいったいどんな状態を指すのでしょうか?（本書では「腸の老化」のことを「老腸」と呼ぶこととします）

老化とともに腸内細菌の変化が起こることはだいぶ前から知られていました。

それと同時に、あまり知られていないことですが、人間の腸自体にも、老化とともに大きな変化が起こることがわかってきました。

実は、老腸で、人間の腸の粘膜はうすくなり、乾いてしまうのです。

下の図を見てください。

腸の粘液の構造

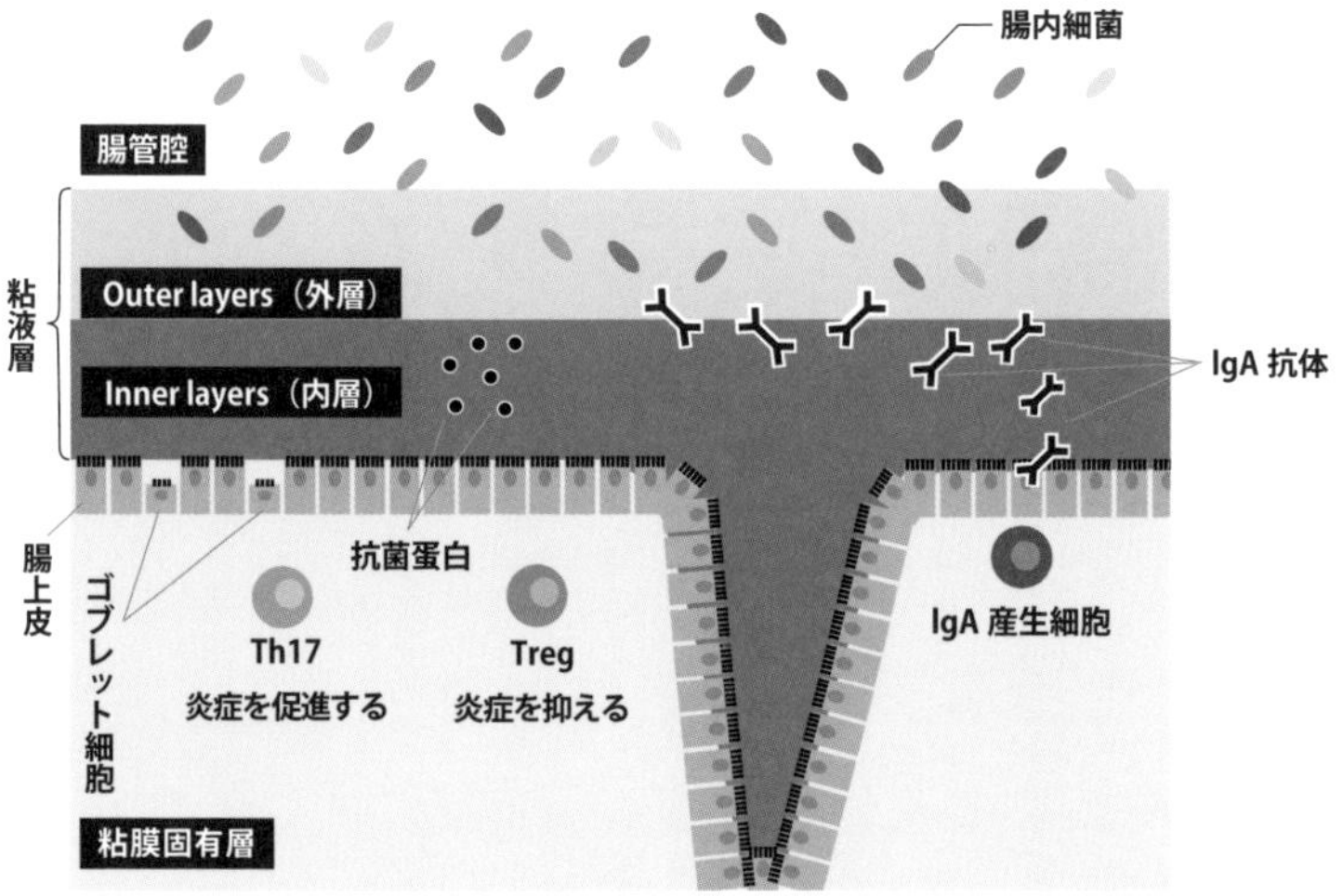

私たちの腸の若々しさを保っているもの。それこそが、この「腸の粘膜」(腸上皮)のしくみにあります。私たちの腸は体の中にありますが、腸の粘膜は、腸内細菌や腸内細菌が作り出す有害な毒素に常にさらされています。つまり、腸は「内なる外界」ともいえるのです。

そして、体の内面と外面を分けているもの。それは、わずか数十ミクロンの、うす皮一枚の腸の粘膜(腸上皮)なのです。体の内と外を分けて水も漏れないようにしているこの薄い一枚の腸管の上皮が、私たちにとっての「腸の壁」です。

もともと腸は、細菌や未消化のタンパク質が腸から侵入してこないように、「バリア機能」を持っています。そのバリア機能を果たしているのが、「粘液」です。大腸の「粘液」は、腸の粘膜を腸内細菌の侵入から守っています。外界から人間の身を守るためには、腸のバリア機能を高める必要があるからです。

大腸の粘液層は、不思議なことに2層の構造になっています。腸の粘膜側(内側)の粘液層(インナーレイヤー：Inner layer「内層」)は、「ムチン」と呼ばれるネバネバした粘液層です。

ムチンと腸上皮細胞はかなり強固に結合しており、なかなか洗い流されない粘液層です。この内側の粘液は「IgA抗体」という抗体や「抗菌蛋白」が豊富であり、腸の中の細菌が侵入することができません。

つまり、腸内細菌が棲んでいない「非武装地帯」なのです。

そしてその外側の粘液層（アウターレイヤー：Outer layer「外層」）には、腸内細菌が棲んでいます。棲んでいるのは、ここに棲むことが許されている、ある特殊な腸内細菌だけです。

おそらく人間にとって良いことをしているために、ここに共存しているものと考えられています。腸内細菌は、外層までは到達できますが、内層へは到達できません。外内2層の粘液が、われわれの生体側に細菌が近づき、腸の粘膜内に侵入してくるのをブロックしているからです。

これこそ、腸の粘膜のバリア機能をもっている粘液の実態です。

老化と腸

では、老化が起こった腸、「老腸」の特徴とはなんでしょうか？

年齢を重ねることで起こる一番の問題は、この腸の粘液がうすくなってしまうことです。加齢とともに、粘液を作り出す細胞の数が減ってきてしまうのです。

粘液を産生する細胞を、「ゴブレット細胞」といいます。加齢とともに、ゴブレット細胞が減少することで、若い人と比べて老人では粘液層の厚さがうすくなってしまいます。

これによって2つの大きな問題が出てくるのですが、まさにそれらの問題こそが、万病の原因になるのです。

①粘液が減ることで便秘になる

粘液はネバネバした「ゲル状」の液体です。腸の表面の粘液が減れば、腸はカラカラに乾いてしまい、便が流れづらくなり、便秘になりやすくなります。

便秘は若いときは女性に多い病気です。しかし、高齢になると男性の便秘が急激に増え、男女の性差がなくなるほどになります。これは加齢とともに腸の粘液が減ることが大きな原因です。便秘になると、粘液の内層を構成している「ムチン」がさらに薄くなることがわかっています。さらに、便秘になると、粘液だけでなく、大腸の粘膜自体の厚さまでうすくなってしまうことがわかりました。そればかりか、大腸の筋肉層の厚さまでうすくなることまで報告されています。便秘の患者では、腸の中のムチンが減るだけではなく、胃液中のムチンの分泌量まで減少してしまいます。胃も腸も1本の管でつながっていますから当然ともいえます。

では、このような粘液の低下は、どうして起こるのでしょうか？　興味深いことに、「便秘はうつる」という研究報告があります。マウスの腸に、便秘のヒトの便を移植すると、マウスの腸の中の粘液（ムチン）がガクンと減り、便秘になってしまいます。

でも、便秘でない快腸のヒトの便を移植しても、マウスは便秘にはなりません。これは、便秘のヒトが腸の中で飼っている腸内細菌がマウスに「便秘を感染させた」ということを意味します。

つまり、便秘の原因のひとつとして、腸内細菌が関係していることがわかります。加齢によって劣化してきた腸内細菌が腸の粘液、ムチンを低下させて、「老腸」をもたらしている可能性があるのです（＊）。

（＊）Cao, Hailong, et al. "Dysbiosis contributes to chronic constipation development via regulation of serotonin transporter in the intestine." Scientific Reports 7.1 (2017): 10322.

②粘液が減ることで腸のバリア機能が落ちる

前述したとおり、2層の粘液層があるおかげで、腸の中の細菌が腸の中に侵入してくるのをブロックできています。しかし、加齢とともに粘液層が薄くなります。

すると、腸の中に細菌が作り出す有害な毒素などが入り込み、血管の中に吸収され、全身をかけ巡るようになってしまいます。

これを、腸が漏れるようになることから、「漏れる腸（リーキーガット：「リーキー」とは〝漏れる〟、「ガット」は〝腸〟の意味）と呼びます。

老腸となり、〝腸が漏れる〟ようになると、いったいどんな病気に結びつくのでしょうか？

それは、80歳の壁を超えるために予防しなくてはいけない病気です。

つまり、「アルツハイマー型認知症」「パーキンソン病」「うつ病」「多発硬化症」「筋萎縮性側索硬化症（ALS）」などの脳神経の病気です。

これらの脳神経の病気を、神経が次第に変化して壊れていく病気であることから、「神経変性疾患」と呼びます。これらは、老腸となり、腸が漏れやすくリーキーガットとなり、腸の中の有害な物質が腸から漏れて脳に届くようになり、脳の神経に障害を及ぼすことで生じる、と推測されるようになりました。

実際、パーキンソン病には便秘の患者が多いことがわかっています。腸の中でできた有害物質である「αシヌクレイン」という異常なタンパク質が、迷走神経という1メートルもの長さのある腸と脳をつないでいる神経を通じて脳に届き、脳神経に沈着して起こることがわかってきました。このように異常なタンパクが沈着して起こる病気を「プロテイノパチー」と呼びます。

認知症も便秘が関連していると考えられています。実際、便秘の頻度が高い地域は認知症の頻度が高いという興味深い報告もあります。

便秘が多い地域には認知症が多い

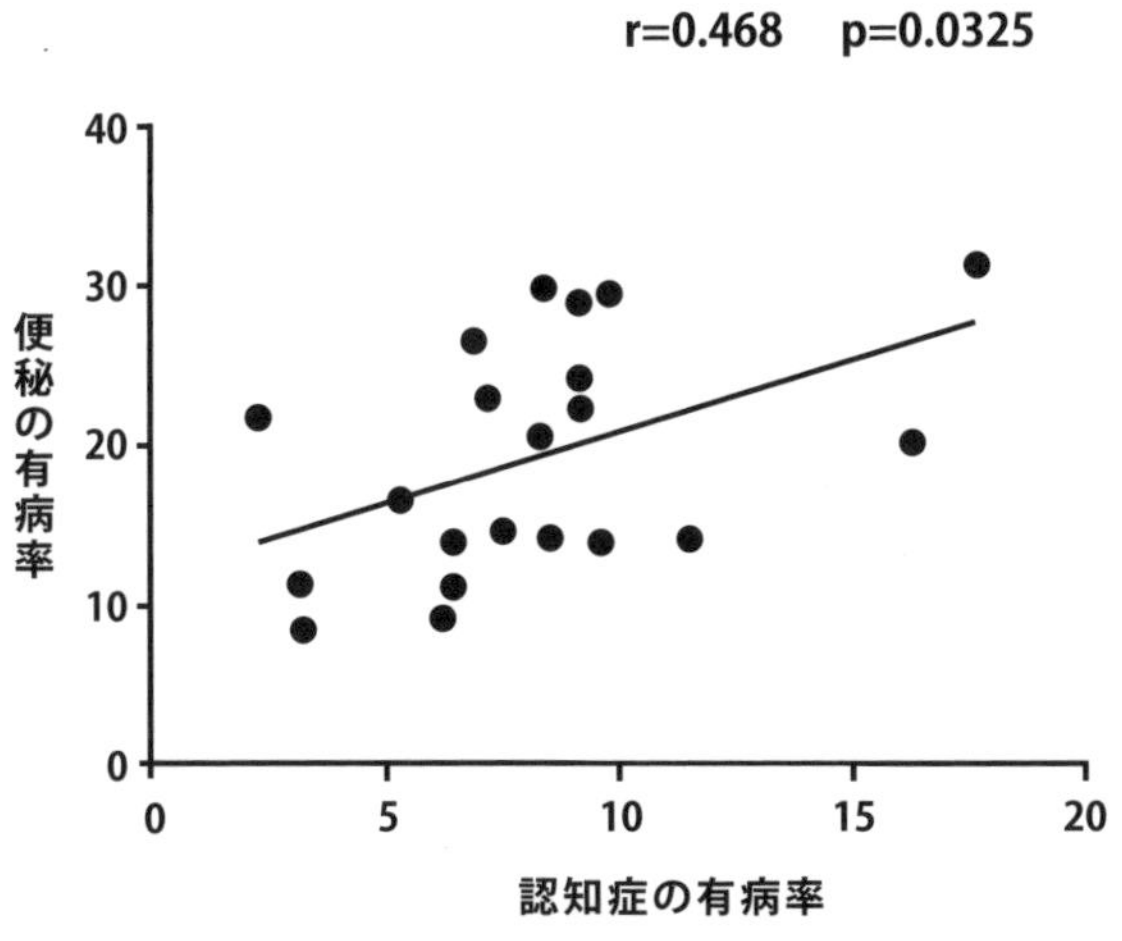

Zhang, Tianlang, et al. "Comparative epidemiological investigation of Alzheimer’ s disease and colorectal cancer: the possible role of gastrointestinal conditions in the pathogenesis of AD. " Frontiers in aging neuroscience 10 (2018): 176.

腸の影響は脳神経だけにとどまりません。腸が加齢とともにリーキーガットになると、腸の中でできた毒素（LPS：リポポリサッカライド）が血管を通して肝臓に達して肝硬変をもたらしたり、腸の中で作られた毒素（Pクレゾールなど）が腎臓に達して、慢性腎不全を進行させたりして、全身に悪影響を及ぼし、老化を進めてしまうのです。

西洋食（ウェスタンダイエット）が腸のバリア機能を壊す

では、どうしたら、この「老腸」を防ぎ、腸を若々しく保ち、さまざまな病気を遠ざけることができるのでしょうか？　われわれの腸を守っている粘液層（ムチン層）ですが、実は、西洋食ばかりを食べていると、この粘液層が薄くペラペラになってしまうことがわかっています。

西洋食は、「高脂肪食」です。この脂肪がムチン層を薄くしてしまうのです。そうすると、腸内細菌と、腸の粘膜上皮細胞との距離が近くなり、細菌が生体に肉薄してきてしまいます。

細菌が、腸の粘膜に近づけば近づくほど危ないのです。

糖尿病やメタボの人ほど腸の環境が悪く、ムチン層が薄くなっており、細菌と腸の粘膜との距離が近いことが報告されています。実際、糖尿病患者の約24％には菌血症（腸内細菌が血液中に検出されること）が起こっています。

また西洋食は、脂肪が多いほか、繊維分が少ない「高脂肪低繊維食」が特徴です。腸内細菌のエサは、食事中に含まれる「食物繊維」です。

西洋食ばかりを食べていると、細菌のエサとなる食物繊維が減ります。

腸内細菌の栄養源が減ると、腸内細菌が餓死することになります。

飢えた腸内細菌は何を食べるかと言えば、粘液に含まれるムチンを食べるようになるのです。

食物繊維とムチンが持っている「糖鎖」は、似た構造を持っているので、腸内細菌は自分の周囲に食物繊維が減っていると、ムチン層のムチン糖鎖を食べ始めてしまい、ただでさえ減っているムチン層がさらに破壊されてしまいます。

その結果、粘液層がさらに薄くなり、腸内細菌は生体に接近するようになり、腸内細菌が出すさまざまな有害な毒素が、腸の粘膜の上皮細胞に作用するようになってしまいます。その結果、腸の粘膜の細胞と細胞の間の接着（タイトジャンクション）をゆるめて、腸の細胞に「すき間」ができてしまいます（次頁）。タイトジャンクションは粘液とともに、腸のバリア機能の役割を演じています。

腸のバリア機能

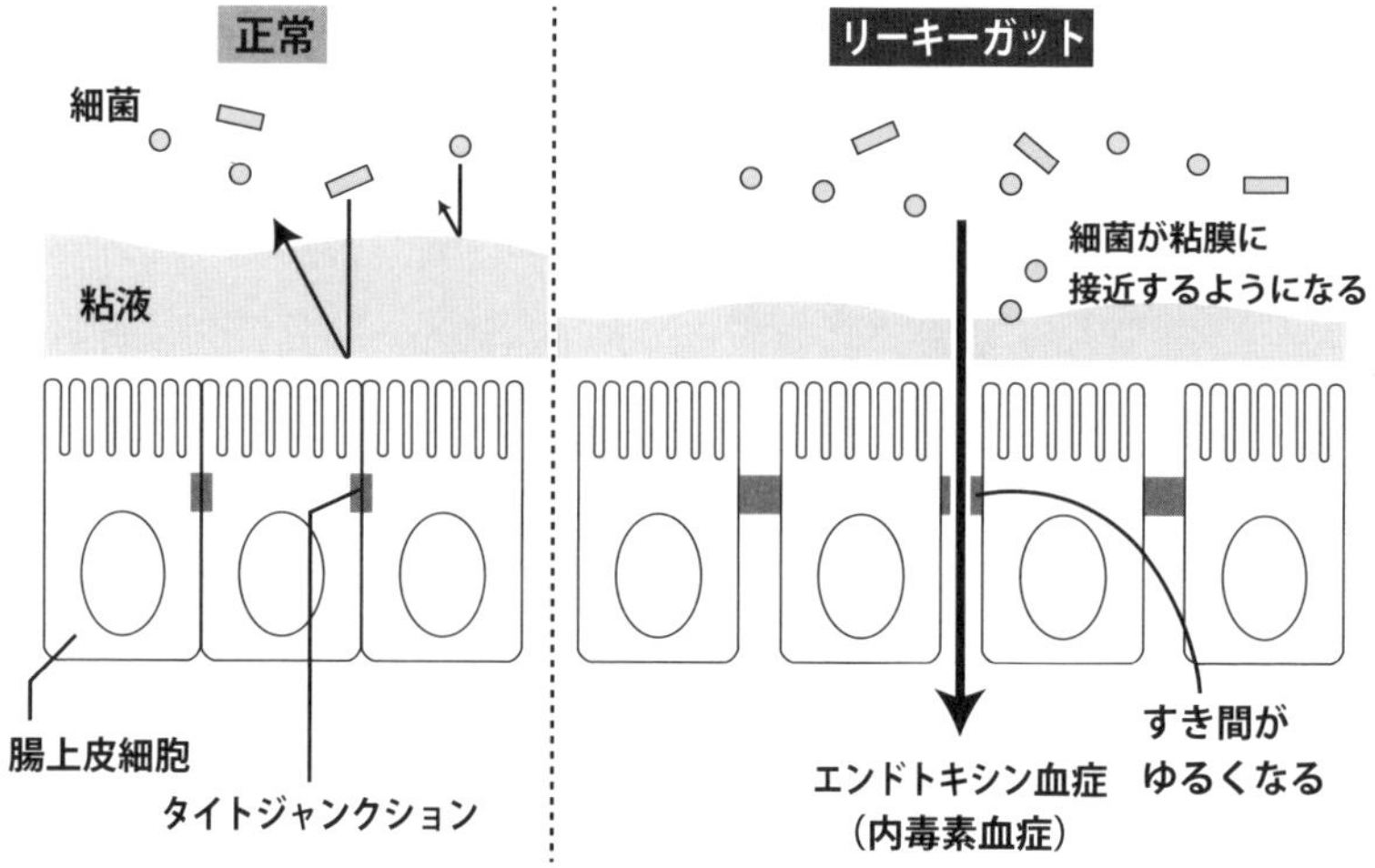

こうして「腸管の透過性の亢進」、つまりリーキーガットが起こります。腸内細菌そのものが腸の粘膜から進入し、血液中に吸収されるようになってしまうのです。

実際に、西洋食を食べると、血液中の細菌毒素（エンドトキシン）が高くなることが、消化器病領域のトップジャーナル（一流医学誌）である『Gastroenterology』誌に報告されています。

これが「西洋食が腸のバリア機能を壊す」証拠です。さまざまな有害物質が侵入してくると、生体側は「これは異常なことが起こっている」と異常を察知し、さまざまな免疫細胞が粘膜内に引き込まれて、腸に慢性的な炎症を起こすようになります。慢性炎症が長期間続けば、大腸がんなどの悪性腫瘍につながる恐れがあります。

腸内細菌が作る毒素は脳梗塞や心筋梗塞、肝硬変、腎臓病、動脈硬化を生みます。

このように腸がさまざまな臓器に影響を与えることを、「臓器連関」と呼びます。臓器は互いに影響を及ぼし合っているのです。

リーキーガットでは、エンドトキシンを含む微生物由来の腸官内の有害物質が体内に侵入して、全身を循環するようになるのです。悪循環の状態が持続することで、脳梗塞や心筋梗塞などの血管の病気、NASHなどの肝臓の病気など、多様な全身の病気を引き起こします。

逆に、腸のバリア機能を高めてくれるのが日本食や地中海食です。日本食や地中海食は腸を守る「酪酸」を増やし、動脈硬化物質（TMAO）を下げることがわかっています。

酪酸とは、人間が食物繊維を食べると、腸内細菌がこれを発酵・分解して作り出す「短鎖脂肪酸」のひとつです。酪酸は、腸の粘液を増やすことがわかっています。

それに加えて、酪酸は腸の粘液の中に存在し、細菌などの外敵と戦うIgA抗体を増やします。すなわち、酪酸は老腸を防ぐ一番の味方と言えます。実際、日本のいくつもの長寿地域の高齢者には、腸の中に酪酸を作り出す「酪酸菌（酪酸産生菌）」をもっている百寿者（100歳を迎えた元気な高齢者）が多いのです。これは酪酸が老腸を防いでいる証拠です。

では、腸の粘液を増やすためにはどんな食事をすることが大切でしょうか？

まずは食物繊維です。食物繊維を食べると、腸の粘膜の上で、粘液に似たゲル構造を作ります。つまり、2層の粘液層の外層に似た働きをしてくれます。また、粘液を増やす酪酸菌が増えます。

1日4～5個の野菜の小鉢を食べましょう。また、腸の粘液を増やす薬として科学的な証拠（エビデンス）がある薬があります。便秘薬である「アミティーザ」という便秘薬を使うと、腸の粘液を作り出すゴブレット細胞が増え、粘液量が増える。その結果、リーキーガットが抑えられ、慢性腎不全の進行が抑えられるという報告がなされています。

「便秘薬が腸漏れを防ぐなんて意外」と思われるかもしれませんが、医学界では常識となってきています。

六〇代から七〇代にかけて、腸内の悪玉菌が急激に増える傾向にありますから、シニア特有の病気や不調の予防のためにも、今すぐ腸と向き合いたいものです。

次章より、腸への意識の向け方、具体的な腸活の仕方についてお話していきます。

“老腸”のまとめ

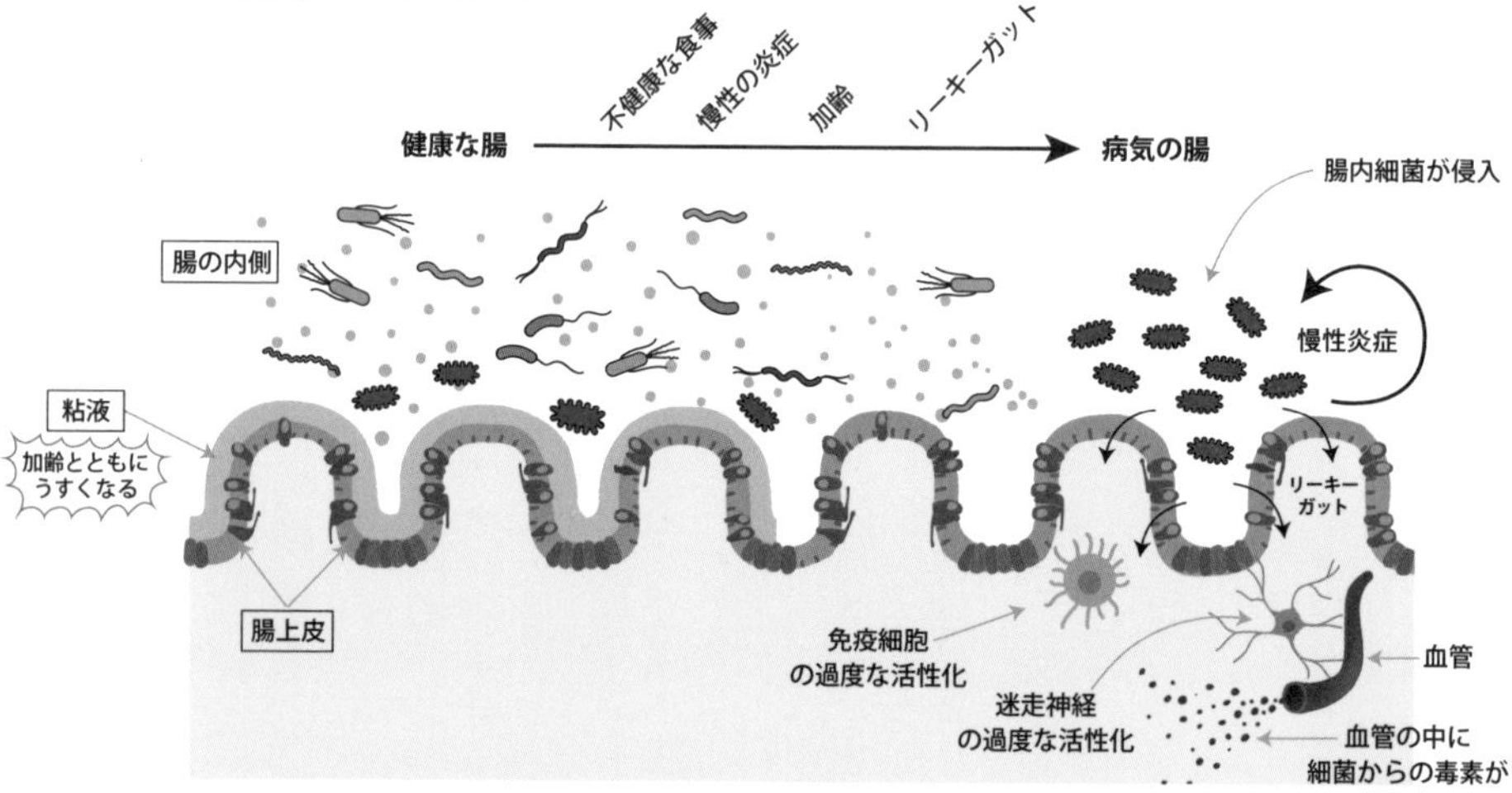
血管の中に細菌からの毒素が侵入する

Radisavljevic, Nina, Mihai Cirstea, and Barton Brett Finlay. "Bottoms up: the role of gut microbiota in brain health." Environmental microbiology 21.9 (2019): 3197-3211.

第1章

目で、耳で、鼻で!
五感でする腸活

まずは一番身近な腸活、五感をフル活動した傾腸の仕方についてお話します。人というのは鏡を見ない限り自分の姿は見えません。ましてや身体の中など容易に覗き見ることなどできないのですから、自分の身体の状態に鈍感になるのは当然と言えば当然。それでも健康的な明日のために、身体の中の声にちゃんと耳を澄ませてあげて欲しいのです。

耳を澄ませると書きましたが、この章での傾腸は耳だけを使うのではありません。耳も、目も、手も、総動員させて傾腸して欲しいのです。

では一つ一つの器官について、お話をしていきます。

目・視覚で感じる腸活！色や形の変化に敏感になろう

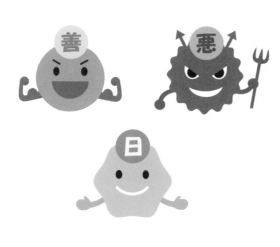

うんちは何からできている？

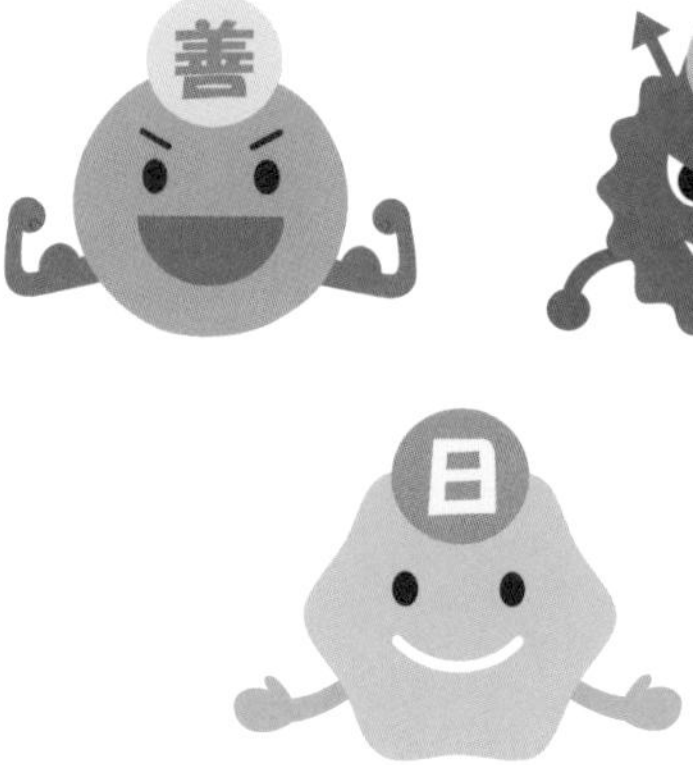

食べたものは胃や腸などで消化・吸収されて、残ったものがうんちとして出されます。体内で必要な栄養を吸収した後だから、「食べ物のカスがうんちになる」と思われがちですが、実はうんちの主成分の約80％は「水分」なのです。便秘気味になると水分は70％、下痢気味だと90％以上になることもあります。一般的な成人男性だと、体の60％が水分だと言われていますから、うんちの含水率が高いことがよく分かりますね。

水以外でうんちを構成しているのは大きく3つ。「食べかす」「腸内細菌」「はがれた腸粘膜など」です。「食べかす」とは、消化されなかったものや栄養を絞り取られた残りかすのこと。食物繊維などがいい例です。この「食べかす」は、全体の割合からすると7％ぐらい。うんちを100グラムと考えると7グラム程度なのです。

「腸内細菌」は、大きく善玉菌、日和見菌、善玉菌に分けられます。ビフィズス菌や乳酸菌が善玉菌、大腸菌やウェルシュ菌が悪玉菌。日和見菌は腸内の状態によって悪い働きをしたり、無害だったり、良い働きをしたりする菌のこと。善玉菌：日和見菌：善玉菌が、2：7：1で存在することが理想と言われています。

くさい、汚い、恥ずかしい…と、悪者扱いされがちなうんち

ですが、実は腸の健康診断ができる重要なバロメーターとして注目を集めています。人は一生に2万9000回排便します。トイレで流す前に、うんちの「形・色・量」をチェックする習慣を取り入れ、自分の腸内環境を確かめてみましょう！

形に注目！

うんちの形は、含まれる水分の量や腸の中にとどまる時間によって決まります。また、腸内に長くとどまると、腸が水分を余分に吸収して硬くなってしまいます。便秘の時は水分もしっかりとって、うんちに必要な水分を確保しましょう。

コロコロうんち

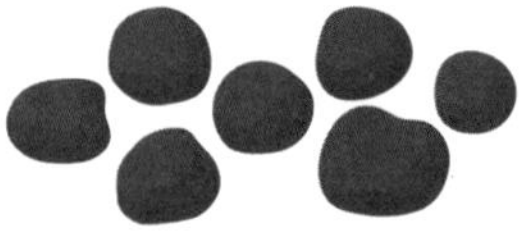

うさぎのフンのように
コロコロとした硬い便。

お団子合体うんち

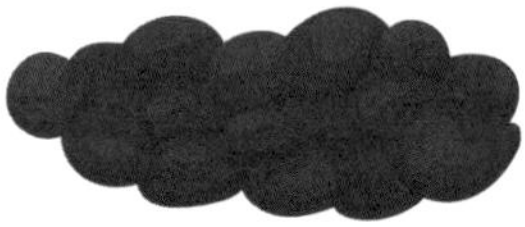

コロコロと硬い便が
お団子のように一体化
している状態の便。

ヒビ割れうんち

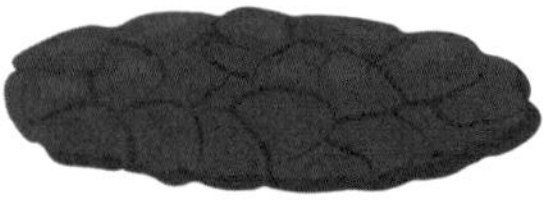

やや硬めで表面に
ヒビが入った便。

細切れうんち

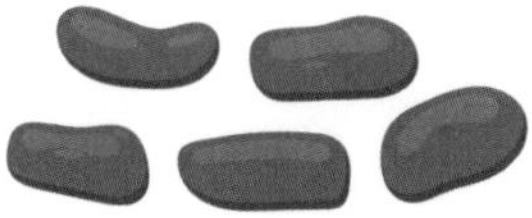

細切れの断面のような
軟らかい便（分離便）。
残便感の原因になりやすい。

バナナうんち

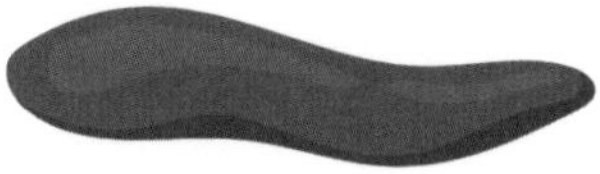

表面が滑らかで熟したバナナ
のような形の便。
便をこの形に整えると生活の
質が高まる。

ビチャビチャうんち

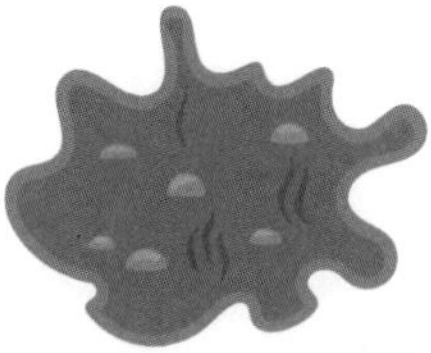

ほぼ液状の便。
１回排便しても、残りは
直腸の奥に逆流してしまい
残便感の原因になる。

ドロドロうんち

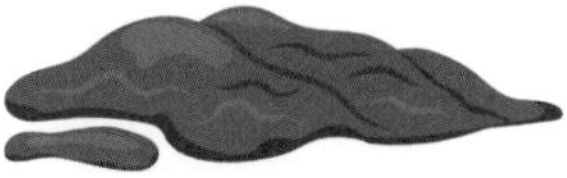

形がなく、
どろりとした便。

色に注目！

うんちの色というと茶色が思い浮かびますが、なぜ茶色いのか知っていますか？　それは「胆汁」に含まれる「ビリルビン」という物質が便を茶色くしているためです。このビリルビンは、腸内のｐＨが酸性かアルカリ性かによって色が変わる性質をもっています。大腸の中に善玉菌が多いと、腸内は酸性に傾き、うんちは健康な黄褐色に。悪玉菌が増えると、腸内はアルカリ性に傾くため、黒っぽい焦げ茶色になるのです。

◎灰白色うんち

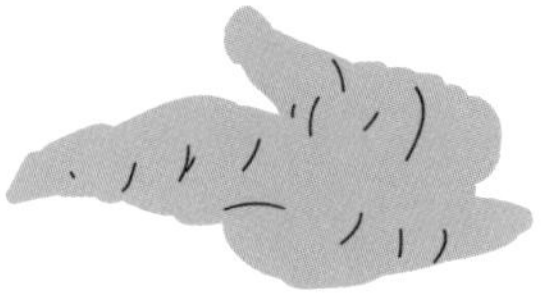

十二指腸や膵臓、胆管のがんが胆汁の出口を塞いで胆汁が流れない状態のまま出ると白っぽい色になります。

◎赤色マーブルうんち

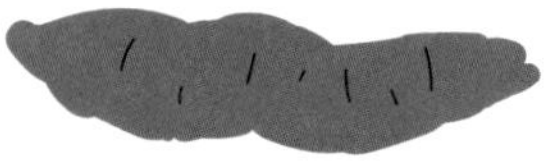

大腸の出血が原因で、赤い血が混ざった色になります。表面だけが赤い場合は痔が原因ということもあります。

◎黒色タールうんち

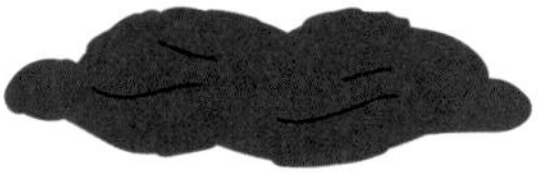

胃潰瘍や十二指腸潰瘍などによる出血が原因で黒いタールのような色になります。

※黒色の場合は上部消化管（胃や十二指腸）で、赤色の場合は下部消化管（大腸や小腸）で出血している可能性があるため医療機関を受診ください。

量に注目！

直径約２〜３センチ。長さは１５センチ前後、重さで考えると１日の量の平均が１００〜２００グラム、多い人で３００〜５００グラムです。健康な場合はさらに多くて５００グラム以上ある人もいます。

適正量は１５０〜２００グラム。バナナ１本半から２本分が目安だとお考えください。

食事の量や排便回数にもよりますが、理想的なうんちの量はバナナ１〜２本くらいと言われています。便の量、つまり便のかさを増やすのは不溶性食物繊維。毎食不溶性食物繊維をとっている人ほど便の量は多くなり、逆に肉類中心の食事をしている人は便の量が少ない傾向にあります。ケニア人の便の量は日本人の2.5倍もあります。ちなみに、水溶性食物繊維はうんちを軟らかくする働きがあります。

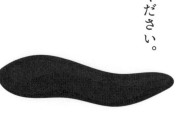

耳・聴覚で感じる腸活！おなかぐるぐる、ゲップ、おなら……身体が発する音の悲鳴に耳をすませる。

お腹はなぜ鳴る？

お腹がぐるぐる鳴る現象は「腹鳴」と呼ばれる、消化管中の空気が腸の蠕動運動によって管腔を移動するときの音です。

空腹だから

空腹時にお腹が鳴る原因は、胃が強く収縮するため。消化管の蠕動運動が強くなるのでお腹が鳴りやすいのです。これらの現象は、胃腸の働きを調整している「モチリン」（十二指腸から分泌されるホルモン）の血中濃度が上昇することで、胃が収縮して起こると考えられています。

空腹時収縮が起こると、胃内の水分、空気、食品の残りかす等が撹拌されて音が出る場合があります。

食後だから

食後の胃は、食べた物を消化するために動き続けます。消化が行われて胃内が空の状態になると、次は強い収縮（空腹時収縮）が起こり、お腹が鳴る場合があります。発泡性のある炭酸飲料や小麦を使った食品（パン、麺など）はガスが発生しやすいと言われています。また、調理の過程で重曹を使ったものも、ガスが発生しやすいです。さらに、空気と食べた物が混合したものが小腸を通過する際にも音が出る場合があります。

牛乳やヨーグルトを摂取したから

牛乳やヨーグルトを摂取するとお腹がグルグルする場合、乳糖不耐症の可能性があります。これは、乳糖を分解するラクターゼという酵素が減少し、機能が低下するため、乳糖が消化されない状態のことです。そのため、腸から吸収されなかった乳糖を腸内細菌が分解し、ガスを発生させるため、お腹が鳴ると考えられています。乳糖不耐症は、先天的なものと後天的なものがあります。

冷たい飲み物や刺激の強い香辛料を摂取したから

冷たい飲み物や刺激の強い香辛料を摂取した場合、腸に刺激が加わり活動が活性化されて、お腹が鳴る場合があります。また、アルコールも腸に刺激を与え、お腹が鳴ることもありますが、どちらかというとアルコールの場合は、腸に刺激を与えすぎて下したり、ガス（おなら）が多くなったりします。

要注意のおなかの音

次のような症状が出る場合は、注意が必要です。

下痢や便秘がある。
吐き気がある。

空腹の時以外でも、長時間座って作業する人は、胃腸が圧迫されている状態が長く、体内の空気が滞りやすいためお腹が鳴ることがあります。また、冷え症の人は、腸内にガスが溜まりやすく、お腹が鳴る場合があります。腸が大腸がんなどで閉塞して腸閉塞（イレウス）になると、「キンキン」

と響くような音（金属性雑音）がします。

おならの音

おならの話を人前ですることは憚られるため、「こんなにおならが出るのって私だけ？」と、人知れず悩んでいる人は多いのではないでしょうか？　安心して下さい。おならはどんな人も毎日たくさんしています。しているどころか、毎日知らず知らずのうちに、お尻から50～７００ccものガスを排出しているのです。逆におならが出ないのは不健康な証拠ですから堂々として下さい。ただ、同じ出すなら、においがあまりキツくないおならを目指しましょう。

人はご飯を食べる時必ず空気も一緒に飲み込み、その大半はゲップとして、気がつかないうちに口から排出されています。それ以外の残った空気は腸まで届き、腸内細菌が発酵によって作り出すガスも加わって、腸には常に約1リットルのガスが存在するといわれています。通常のおならは窒素、二酸化炭素、水素、メタンなどほとんどが無臭の成分でできており、匂いの原因はわずかな硫黄ガスでおならの全体の１％にも満ちません。新しい空気が入ってくると押し出され、おならとして知らず知らずのうちに排出されます。

鼻・嗅覚で感じる腸活！
においにはいろんなSOSが詰まってる！

おならのにおいが気になる

おならは無臭の成分でできているのですが、何かしら不快なにおいがするとしたら、腸からのサインだと思って下さい。においがないはずのおならが臭くなるのは腸内の状態が悪いから。消化器が栄養を分解できる能力には限界があり、その限界以上の量の肉や卵などのたんぱく質が体に入ると、たんぱく質は悪玉菌によって分解され、硫黄のようなにおいの硫化水素などが産生されます。肉食の多いボディビルダーのおならが臭く、ライオンやトラのおならが臭いのはこのためです。また、腸内に便がたまっていると、便が異常発酵して臭いガスを発生させます。便秘により腸がスムーズに動かないと、直腸にガスが溜まります。そのガスが蠕動運動で押し出されるとこれもまた、臭いおならとなるのです。

においには、いろんな情報が詰まっています。おならやうんちのにおいがいつもとちょっと違うな、と思った時には以下の2つの可能性を疑ってみてください。

「過敏性腸症候群」の疑い

食中毒等の細菌性腸炎やノロウイルス感染症等の場合には吐き気や嘔吐を伴う場合があります。腸が動き出す際に、お腹がぐるぐる鳴るような痛みが生じて、下痢症状やガスが出る等が起こる場合もあります。

こんな場合は、過敏性腸症候群の可能性が考えられます。通常の下痢、便秘と区別するポイントは左記の通りです。

□最近3カ月間、月に4日以上腹痛が繰り返し起こり、次の項目の2つ以上があること。

□排便すると症状が軽減する。

□便の性状の変化を伴う。

□トイレに通う頻度に増減がある。期間としては6カ月以上前から症状があり、最近3カ月間は右の基準をみたすこと。

「悪玉菌の増加」の疑い

腸内環境が悪く、悪玉菌が多くなっている可能性があります。消化吸収時にお腹が鳴る場合、腸内でガスが生じている場合も。腸内にガス（空気）が生じていると、消化された物が腸を通過する時に音が鳴ります。また、食事等と一緒に空気も飲み込んでしまうと、ゲップやお腹の中のガスも増えてしまいます（呑気症）。

「ストレスが溜まっている」疑い

胃腸は自律神経により機能していますから、疲労過多や精神的・身体的ストレス過多、生活習慣の乱れ等があると、腸の動きも乱れ、腹部に悪影響を及ぼす場合があります。急な腹痛やお腹が鳴ることへの不安感から腸が緊張状態になり、不快な症状を引き起こすケースもあります。

においにも腸内細菌が関係しています。前述の通り、腸内細菌は大きく「善玉菌」「日和見菌」「悪玉菌」に分類できますが、その中の「悪玉菌」は、お肉などのたんぱく質や脂質をエサとして好みます。食生活がお肉や脂っこいものに偏り、悪玉菌が増えると、うんちのにおいが強くなります。

また、便秘でおなかの中にうんちが長くとどまっていると、悪玉菌が増えてうんちのにおいも強くなります。一方、おなかの中の「善玉菌」を増やすと、便秘の改善にもなり、便のにおいが弱まると考えられています。

口・味覚で感じる腸活！腸にも味覚受容体が存在する！

味覚はどんな働きをする？

味覚の働きとしては次のようなものがあります。

□食べ物の味を感じ、食欲を刺激する。
□食べ物の味を弁別し、危険なものを食べないようにする。
□唾液を分泌させる。
□消化液の分泌を促し、消化を促進する。
□生体に必要な成分を含んだ食べ物を選択して摂取することを助ける。

味覚とは、主に舌など口の中で感じとるものだという認識があると思いますが、実は味覚受容体は腸にも存在することが知られています。ブドウ糖を口から摂取すると、同量のブドウ糖を血液中に注入したときに比べ、急激にインスリンが放出されることがわかっていましたが、原因は長年不明でした。

舌の「味覚受容体」の役割は、主に食べ物自体を味わうことです。つまり、食べ物を「味」として認識することです。一方、小腸の「味覚受容体」の役割は、食べ物の栄養分を感知したり、食べ物の消化や吸収に必要なホルモンを分泌したり、体に悪影響を及ぼす毒素を検知したりすることです。

2007年、小腸の内面を覆う細胞にも味覚受容体があることが明らかになり、腸の中にブドウ糖が流れ込むと腸の「甘味センサー」に検出されて、インスリンが血中にどっと流れ込むということが解明されました。

ちなみにこの腸の味覚受容体、舌と同様に人工甘味料にだまされてしまう傾向にあり、人工甘味料を食べてもインスリンが大量に放出されることもわかっています。

無性に何かが食べたい？それは腸内細菌が求めています。

外国に長期間いると、普段は別に食べたいとは思わない野菜が無性に食べたくなったりしませんか？

野菜に多く含まれる食物繊維は、腸内細菌のえさになり腸内環境を良くしています。肉食生活が続いてその食物繊維が枯渇すると、飢餓状態になった腸内細菌が自ら「もっと食物繊維を腸内に送ってくれよ！」というSOS信号を脳に送る……つまり脳腸相関を介して人間に体内の繊維質不足を伝えているのです。

そう考えると、私たちの食の好みを決めているのは、実は腸内細菌なのかもしれないのですね。

腸管は体の中にあるように思われがちですが、実は口から肛門までの器官は外環境と繋がっているという意味で言うと体の外側にあるとも言えます。つまり、人間は一つの管のようなものなのです。そう考えると、腸管内というのは皮膚と同じ体表面であり、人間の体表面に共生する微生物は、人間と密接に相互作用することで独自の微生物生態系を築いていると言えるのではないでしょうか。この微生物生態系こそが、時に栄養素を供給してくれたり、病原菌を跳ね除けてくれたりと、私たちの身を守る体表面バリアとして機能してくれているというわけなのです。

手・触感で感じる腸活！お腹の張りなど、触って変化を感じ取る。

自分の手の感覚を信じて！

お腹やお尻、太ももが非常に冷たくなってませんか？　一年中お腹が冷えてるという方は要注意。ご自身でも簡単にセルフチェックができます。

まず、脇の下とお腹を触り比べてみて下さい。お腹の方が脇と比べて随分冷たいと感じませんでしたか？　次にお腹全体ではなく、おへそから少し上のあたり、おへそから少し下のあたりを触り比べてみて下さい。

□おへそより上の部分が冷たい人は胃が冷えています。冷たい飲み物や食べ物を多く摂取する人が多いです。

□おへそより下の部分が冷たい人は、腸や子宮が冷えています。

□上下とも冷たい人はかなり悪い状態。自律神経の乱れがある場合が多いです。

次にお腹の硬さを感じ取ってみて下さい。

□おへそを中心として右上部が硬い人は、アルコールや遅い時間の食事などで肝臓が疲れています。

□右下（おへその横辺り）が硬い人は、お肉を多く摂取する人。便秘の場合が多いです。

□左上部が硬い人は、消化の悪い食事などで、胃が疲れていたり肝臓が疲れている場合が多いです。

□左下腹部（おへその横辺り）が硬い人は、炭水化物を多く摂取する人。ガスが溜まりやすい傾向にあります。

□下腹部（おへその下）中心が柔らかく、指が下腹部中心に簡単に入ってしまう人は、虚弱体質で体力がない傾向にあります。

第 2 章

老化防止の鍵を握る?老腸相関の謎を解き明かす!

腸が健康の鍵を握る。腸が健康寿命の鍵を握ると言われても、ピンとこない方もいるかもしれません。この章では、現時点での医学で解き明かされている老化と腸の関係性、老腸相関についてお伝えしていきます。

年齢とともに変化する腸内細菌の数と種類

年齢とともに変化する腸内細菌

「腸内細菌」とは腸に住んでいる菌の総称で、その数はおよそ1000種類、100兆個にもおよびます。どんな種類の細菌をどれくらい持っているかは年齢によって異なります。赤ちゃんの時は、善玉菌と呼ばれるビフィズス菌など「アクチノバクテリア門」という種類が腸内細菌の半分を占めていますが、3歳くらいから60代までは、ほとんどが「ファーミキューティス門」の菌で構成されています。

そして60代以降になると、大腸菌などを含む「プロテオバクテリア門」の割合が増えることが知られています。プロテオバクテリア門には病気の原因になる菌も含まれることから、体調不良や病気の発症に影響する可能性が指摘されています。つまり、60代から劇的に腸内環境が変わるのです。

腸内細菌の変化が、体調や健康に深く関わることを示す実験結果が報告されています。若いマウスに高齢のマウスの腸内細菌を移植したところ、慢性炎症などの加齢に伴って起こりやすくなる症状が現れたのです。腸内細菌は多様性も重要です。65歳以上になると腸内細菌の多様性が減少することが原因で、免疫や代謝機能、生理作用などの低下を招くことが分かっています。

多様な腸内細菌は多彩な食生活から

腸内細菌の構成は年齢とともに変化すると申し上げましたが、高齢になればなるほど個人差が大きくなってきます。

食生活と腸内細菌の組成との関係を調べた研究によれば、食べるものに偏りがある人より多彩な食生活を送っている人の方が腸内細菌の種類も多様であることがわかっています。

特に、野菜や果物などで食物繊維を多めに摂り、脂肪分を控えめに摂っている人たちは、より多くの種類の腸内細菌を持つ傾向があります。一方、植物性の食べ物をあまり摂らない人たちは組成に偏りが見られました。

酪酸菌が鍵？-長寿大国ニッポンのご長寿エリアの謎に迫る！

腸内細菌の善玉菌といえば「ビフィズス菌」や「乳酸菌」がよく知られていますが、今、とても注目されているのが「酪酸菌《らくさんきん》」です。酪酸菌は、腸にとって大切な酪酸を作り出す腸内細菌。最新の研究では酪酸菌が、がんや糖尿病の予防、筋力アップ、花粉症の改善、さらには新型コロナウィルスの重症化予防など、さまざまな驚きの作用をもたらすことがわかってきました。

1000種類以上も存在する腸内細菌

日本人の腸は小腸が長さ平均6〜8m、大腸が約1.5mあり、内部の総面積は、なんとテニスコート1面分の広さもあるのです。これだけのものがお腹のなかにあって、生きていくうえで大切な働きをしているのですから、驚きますよね。

この腸内の環境を左右するのが腸内細菌。彼らは宿主であるヒトと共生関係にあり、ヒトが毎日摂る食物の栄養素をエサにして増殖し、さらにさまざまな代謝物を生成することで、私たち人間の体に大きな影響を与えているのです。腸内細菌は腸壁の粘膜にびっしり生息し、その総重量は約1.5kg。

腸内にさまざまな種類の細菌が生息している様子を腸内フローラといいます。日本語では、腸内細菌叢と書き「叢」は草むらという意味ですが、「フローラ」の語源「ギリシャの花の女神」から考えると「お花畑」をイメージした方がロマンチックで素敵ですよね。腸活をしている人の中には、腸を擬人化し、大切なペットのように扱っている人もいると聞きますが、自分の身体をいたわり、体内の生き物の存在に目を向けるという意味において、良い形での想像力の働かせ方だなと思っています。

そんな腸内フローラを正しくコントロールし、改善することが健康への近道と言えるわけです。

私も毎日、患者さんの腸内細菌検査をしていますが、そのなかで、１００歳を超えても病気を持たず、たとえ病気になっても重症化せず、すぐに回復する人がいます。そのような健康長寿の人の便を調べると、ある種類の腸内細菌がたくさん見つかります。それこそが奇跡の腸内細菌「酪酸菌」なのです。

酪酸とは、腸内細菌の酪酸菌が食物繊維を発酵・分解して作り出す「短鎖脂肪酸」の1種です。短鎖脂肪酸には酪酸のほかにも「酢酸（さくさん）」や「プロピオン酸」などがあり、代謝や免疫、メンタルなどの働きをサポートしています。短鎖脂肪酸のうち、酢酸やプロピオン酸の一部は大腸で消費され、大部分は大腸の粘膜から吸収されます。そこから血流にのって全身に運ばれ、筋肉や肝臓、腎臓などで、エネルギー源や生存するために必要な脂肪を作るための材料となるのです。ところが酪酸は、そのほとんどが直接、大腸の粘膜上皮細胞のエネルギー源になることがわかっています。大腸の粘膜上皮が必要とするエネルギーの約60〜80％は、酪酸でまかなわれているというわけです。一般的にヒトの細胞は血液中の栄養素をエサに生きています。しかし、大腸の粘膜細胞は、腸内細菌が作り出す酪酸をエネルギーとして生きているのです。

大腸の働きを正常にするのが酪酸

大腸の粘膜上皮には水分やミネラルを吸収し、腸のバリア機能として働く粘液を分泌する機能があります。バリア機能とは、ウィルスなどの異物の侵入を防ぐ働きです。酪酸は前述したとおり、この粘液を増やします。つまり、大腸を正常に機能させるために、酪酸は重要な役割を担っているということです。さらに、最近の研究によって、酪酸は腸内フローラを健康な状態にするためにも役立っている事実がわかってきました。

腸内細菌は種類によって酸素を必要とするタイプ、必要としないタイプなどに分かれます。たとえば、いわゆる「悪玉菌」といわれるブドウ球菌などは、酸素があってもなくても生育するタイプ。「善玉菌」の代表であるビフィズス菌や酪酸菌は、生育に酸素を必要としないタイプです。

腸内の酸素濃度と腸内細菌の関係

大腸内に酸素があると、それを利用して活動する悪玉菌（大腸菌やキャンピロバクター菌など）が増えてしまいます。大腸内は酸素が少ないほうが健康なのです。大腸内の酸素が少なければ、酸素を必要としないタイプのビフィズス菌や酪酸菌などの善玉菌は活動しやすくなります。酪酸は大腸の粘膜上皮細胞の代謝を促して酸素を消費させ、酸素を腸管内に行き渡らせなくすることがわかっています。この働きによって、健康な腸内フローラが保たれるといってもいいでしょう。

酪酸が腸内環境を整えてくれるからこそ、乳酸菌やビフィズス菌などの善玉菌が生きていけるのです。そしてこの酪酸菌が作る酪酸こそが、足腰をピンピンと強くして寝たきりを防ぎ、腸の粘膜を健康に保ち、寿命を長くすることがわかってきました。長寿と酪酸の間には深い関係があったのです。

長寿菌「酪酸菌」のパワーとは？

老化と腸内細菌の関係性を示す興味深いお話があります。「長寿の町」として知られる京都府京丹後市内には、１００歳以上の高齢者が、全国平均の約2.7倍いらっしゃいます。実際に京丹後にお住まいの方々の腸内環境を調査したところ、腸内細菌、とくに酪酸菌を多く腸内に持っていることが明らかになりました。

同じ京都府でも、京丹後市と京都市都市部の高齢者の腸内フローラを比較した結果、健康長寿においては酪酸を産出する腸内細菌、いわゆる酪酸菌が重要な働きをしている可能性が高いという結果が得られました。腸の中でこの酪酸菌が増えると免疫細胞の働きがよくなり、老化のもととなる炎症が進むのに「待った」をかけることができると考えられます。

さらにもう一つ特筆すべき点があります。

年を重ねるとどうしても握力が衰えたり、歩行速度が遅くなりがちで、サルコペニア（筋肉減少症）になりやすくなるのですが、京丹後市の高齢者にはサルコペニアがとても少ないです。

その京丹後市の65歳以上の高齢者の腸内細菌を研究調査したところ、「ファーミキューティス門」の割合が高いことが判明。さらに腸内細菌の構成を詳しく調べていくと、増えていたファーミキューティス門の多くを、酪酸を産生する酪酸菌が占めていました。

この酪酸菌が作る酪酸こそが、筋肉の萎縮をおさえ、足腰を強くし、腸の粘膜を健康に保つことが分かってきたのです。つまり、健康長寿と酪酸は、切っても切れない関係にあったのです。

ノーストレスで百寿者に

さまざまな研究により、１００歳以上長生きする方の腸内環境は、そうでない人の腸内環境と異なる点が多いことがわかってきました。一般的には腸内細菌は、年齢と共にビフィズス菌が減り、大腸菌が増えると言われています。でも、百寿者の腸内細菌の組成は、60歳ぐらいの時の組成を維持できているようなのです。

なぜビフィズス菌が減らないのか、その理由はまだ分かっていませんが、百寿者の腸管内では炎症が起きにくい傾向があり、炎症が起こると減りやすい菌が生き残っているからではないかという仮説が立てられています。百寿者に炎症が少ないということは、腸内が傷付きにくい生活をしているということでしょう。腸内が傷付く最大の原因は酸化ストレスで、ストレスは腸管の炎症を促進すると言われています。睡眠不足や食生活の乱れ、人間関係の悪化などは、全てストレスにつながりますから、百寿者はストレスをかけない生活習慣をしていることはほぼ間違いないでしょう。

生活様式は欧米化できても、腸内細菌までは…。

戦後、日本人の食生活は大きく変化し、肉類や乳製品が主体の、いわゆる欧米型になりました。日本人に糖尿病や脂質異常症などの生活習慣病が増えたのは、その影響です。今、ラオスの人たちは1日に3合ぐらいのお米を食べています。日本人も、かつてはそうでした。お米を長期的に食べている人に多い腸内細菌に「プレボテラ菌」があります。欧米人にはあまりいないのですが、アジア人では20〜30%もいます。日本人では、欧米型の食事の影響でかなり減ってきましたが、それでもまだ「プレボテラ菌」を持っている人は結構います。日本に稲作が伝わったのは、3千年以上前の縄文時代後期とされていますが、それからずっとお米を食べてきたことで、日本人の腸内にはプレボテラ菌が定着しているのだと思います。お米を食べてきた歴史に比べれば、日本人が欧米型の食事をするようになった歴史はまだ浅いですから。逆に、日本人は、それほど太っていなくても糖尿病になりやすいですが、欧米人では太っていても健康な人がたくさんいます。その違いも、長い歴史の中で定着した腸内細菌の遺伝子の違いが関係しているかもしれません。

老後の暮らしの鍵を握る腸と脳の深ーい関係

日本人の認知機能の低下が社会問題になっています。高齢者の5人に1人が認知症になると言われる中、注目されているのが、脳と腸が互いに影響しあう「脳腸相関」です。

脳腸相関は、実は医学の世界では前々から知られている概念です。診療をしていると、お腹に不調を抱えている人は精神的にも不調を感じている傾向があり、そういう人は、お腹の症状だけをピンポイントで治そうとしてもなかなか良くはなりません。興味深いことは、お腹の症状がおさまると、精神的な症状も一緒に良くなっていくことです。腸内細菌の研究が進むまでは、脳と腸は神経でつながっているのだろうと考えられていました。

ところが腸内細菌の解析技術が進歩したことで、脳と腸、さらに腸内細菌という三角の関係があることがわかってきました。腸は腸内細菌を介して脳にシグナルを出していることが分かってきたのです。

パーキンソン病の人や自閉症の子どもは便秘傾向にあり、こうした病気の発症にも腸内細菌の影響が指摘されています。

老後の暮らしの鍵を握る腸と腎の深ーい関係

ヒトの腸管内には100兆個にもおよぶ腸内細菌が生息しているとお伝えしましたが、腸内細菌は消化機能では分解できない食物繊維などを嫌気性発酵により代謝し、さまざまな代謝物質につくりかえる働きをしています。

これらの腸内フローラが産生する代謝物質は、短鎖脂肪酸のような健康に有益なものもあれば、尿毒素のような悪影響を与えるものもあるのです。

近年、腎臓病の病態に、腸内フローラを含む腸内環境が関わっており、腸管が腎臓と相互に影響を及ぼしあう「腸腎相関」があることが明らかになりつつあります。

糖尿病や高血圧などのさまざまな原因で発症する慢性腎臓病は、腎臓の働きが徐々に低下していく病気の総称ですが、病状が進行し末期腎不全に陥ると、透析治療が必要になってしまいます。

さらに、慢性腎臓病は脳心血管疾患の発症率を上昇させ、死亡率も高めます。日本の成人の8人に1人が発症する国民病ですが、進行した慢性腎臓病を改善する治療法は少なく、病態を解明し、進行を抑制する新たな治療法が求められています。

老後の暮らしの鍵を握る腸と幸せの深ーい関係

腸と脳の関わりで特に注目されているのは、私たちの感情をコントロールするホルモン物質の産生に、腸が深く関わっているということです。中でも幸せな気持ちで過ごすために重要なのが、喜びや快感、前向きな気持ちにかかせないドーパミンと、睡眠・覚醒リズムをコントロールし、心を安定させてくれるセロトニンというホルモン。この2つのホルモンは、食物から摂取したたんぱく質が腸内で分解されたアミノ酸を原料にして作られています。そして、これらのホルモンを増やすには、腸内フローラが「善玉菌優位な状態」であることが欠かせないことがわかってきました。脳と腸だけでなく、腸内細菌も連携して、心の健康を司っているのです。

「自分が幸せだと思える人」「人の気持ちがわかる人」ほど酪酸菌が多いということもわかってきています。面白いですね。

老後の暮らしの鍵を握る腸と性格の深ーい関係

マウスを使った研究では、腸内細菌が行動にまで影響を与えることがわかっています。例えば、腸内細菌をまったく持たないように繁殖させたマウスは、通常の腸内細菌をもつマウスと比べて非社会的な行動が多くなり、ほかのマウスと過ごす時間が少なくなるというのです。同様の影響は、動物の糞を別の個体に移植して腸内細菌を移す「糞便移植」を行ったケースでも見られました。不安傾向の強いマウスに大胆な性格のマウスの糞便微生物を移植したところ、移植されたマウスはより社交的な行動をとるようになったというのです。今はまだマウス実験の段階ですが、これがヒトでも確認されたら、腸と社会性の関係性が明らかになってくるのではないでしょうか？

小腸内細菌増殖症（SIBO《シーボ》）がシニア特有の不調の原因に

便を作る大腸には極めて多数の腸内細菌が存在し、健康に大きな影響を及ぼしていることが知られるようになりましたが、栄養を吸収する場である小腸内にはあまり多くの細菌は存在しません。しかし様々な要因から小腸内細菌が急激に増殖し、豊富な栄養を分解して多量のガスを産生してしまうケースがあります。これを小腸内細菌増殖症（ＳＩＢＯ《シーボ》）といいます。

小腸は普段液体で満たされ、ガスは少なく細い状態で腹腔内に収納されていますが、発生した多量のガス（メタンや水素ガス、硫化水素）により著しく拡張した時には妊婦のようにお腹が膨らみ、苦しくて車のシートベルトも出来ないと訴える場合もあるほどです。

日本国内でも、上下部内視鏡、腹部エコー、腹部ＣＴなどで検査しても原因不明の腹痛、便秘、下痢、腹満感を訴える人の中に、かなりの割合でＳＩＢＯ患者が存在することがわかってきました。ストレスが原因で発症する過敏性腸症候群（ＩＢＳ）と考えられていたケースの中にも、このＳＩＢＯ

が数多く含まれていることも判明しつつあります。世界的には研究が進んでいますが、日本においてはまだ十分に定着していない疾患概念ですので、消化器病専門医の間でさえ気づかれていないケースもあります。

要因は、本来小腸内への雑菌侵入を防いでいる胃酸の減少、ピロリ菌感染、胃酸抑制薬の乱用)、膵液・胆汁の減少(胆のう摘出、慢性膵炎)、さらには腸管運動低下による腸内クリーニング機能の低下(糖尿病、ストレス)、大腸との境界となる回盲弁の機能低下などが考えられています。

小腸粘膜は多くの場合炎症を伴い傷んでいるため、腹痛、便秘、下痢、腹満感のほかにも栄養の消化吸収不良からくる様々な全身症状や、別の疾患を合併するケースが多くみられます。

第 3 章

シニア特有の不調と腸の関係

２章では、現時点での医学で解き明かされている老化と腸の関係性、老腸相関について、その概要をお伝えしました。この章では一歩踏み込んで、シニア特有の症状一つ一つにフォーカスし、その症状と腸の状態がどのように関係しているのかをご説明します。

ロコモティブシンドローム

ロコモティブシンドロームは正式には運動器症候群と呼ばれ、筋肉や関節、骨などが衰えて運動能力が低下した状態です。進行すると立ったり歩いたりする日常の動作が行えなくなり、介護が必要になってしまいます。

転倒して骨折してしまうのは、筋力の低下と骨がもろくなる、いわゆる骨粗鬆症が原因ですが、どちらも自律神経や血流がその病態に関わっています。

筋肉は運動によって増やすことができる組織ですが、筋肉を維持するためには十分な血液が届くことも大切です。骨も同様で、骨を構成するタンパク質やカルシウムも血液によって運ばれていきます。さらに、その栄養素は腸から吸収されるので、腸の健康がダイレクトに寝たきり予防につながるのです。

サルコペニア

サルコペニアは加齢や疾患により筋肉量が減少して、筋力の低下、身体機能の低下をきたすことを意味する言葉です。体を構成するたんぱく質のうち骨格筋のたんぱく質の半分が入れ替わる時間は、約１８０日。年齢とともに体で合成できるたんぱく質の量は低下します。

サルコペニアは、認知症や骨粗鬆症と同じように高齢者によく見られます。単に骨格筋の廃用性萎縮だけではなく加齢にともなう消化吸収機能や腸内フローラの変化が関係すると言われています。

フレイル

加齢により心身が老い衰えた状態のことを「フレイル」といい、健康な状態と要介護状態の中間に位置し、身体的機能や認知機能の低下が見られる状態を指します。

フレイル状態の高齢者は腸内フローラのバランスが悪化しているため、便秘そのものがフレイルに影響する可能性があります。

リウマチ

リウマチは、本来は外敵から自分の体を守るはずの免疫細胞が、自分の体を攻撃して炎症が起きる自己免疫疾患の一種。関節の骨や軟骨が破壊され、腫れて激しく痛みます。

関節リウマチ患者の腸内フローラは、健常者とは異なることが臨床研究により明らかにされています。関節リウマチをはじめとする自己免疫疾患の発症には環境因子の関与が非常に大きく、とくに腸内フローラの悪化が病態の進行を促すことも知られています。

セリアック病

消化吸収障害をきたす小腸疾患の代表的疾患としてセリアック病があります。時々下痢をするだけの軽症から栄養失調となりやせ細る重症まで様々で、20代に自然に治癒する症例もある病気です。原因は厳密にはまだ解明されていませんが、小麦・大麦・ライ麦などに含まれるタンパク質であるグルテンに対する免疫反応が引き金になって起こると推測されています。

そのためグルテン過敏性腸症とも呼ばれており、小麦摂取量の多い米国では113人に1人が発症すると報告されています。日本での症例はまだ少ないですが、食の欧米化が進む昨今、留意すべき病気の一つで、多くは過敏性腸症候群と誤診されています。

リーキーガット症候群

前述のとおり腸壁の粘膜がダメージを受け、漏れやすい腸（リーキーガット）になることをリーキーガット症候群と言います。リーキーガットを起こす要因には、①果糖（清涼飲料水に含まれる果糖ブドウ糖液糖）②アルコール ③痛み止めの薬 ④歯周病菌 ⑤ストレス ⑥激しすぎる運動 ⑦SIBOなどがあります。

疲れやすい

慢性的な腸の不調は近年、脳のパフォーマンスや内臓機能の低下など、全身に悪影響をもたらすことが知られるようになりました。

繰り返す下痢やがんこな便秘。お腹がいつも気になって、何をするにも身が入らない……。お腹の不調の中でも、画像検査などでわかる明らかな異常がないのに、便通異常や不快感が慢性的にある状態を「過敏性腸症候群（ＩＢＳ）」といい、男女比で言うと約１：６で女性に多いことがわかっています。腸は全身のさまざまな臓器の機能低下と関連性があますが、中でも見逃せないのが脳の機能の低下。ＩＢＳは頭に霧がかかったようにぼうっとして考えがまとまらない「ブレインフォグ」の症状を合併しやすいです。要因として有力視されているのが「ＳＩＢＯ」と呼ばれる小腸内での細菌の異常増殖です。小腸で増えすぎた細菌が乳酸を過剰につくり出し、だるさや脳機能の低下を招くとされるこの疾患は、ＩＢＳの8割以上に合併しています。

ストレスを溜めやすい

胃腸はストレスの影響を受けやすく、ストレスによって自律神経のバランスが乱れると、胃腸の機能にも影響します。一般的な検査で胃腸にはとくに病変がみられないのに、腹痛や腹部の不快感、下痢や便秘などをくり返すものを「過敏性腸症候群」といいます。おもな原因は精神的なストレスによる自律神経の乱れや腸内細菌の異常です（ＳＩＢＯを含む）。

低栄養

高齢者は低栄養に陥りやすく、特にフレイルや要介護状態になった高齢者は、栄養療法を実施しても改善がみられにくいとされています。

高齢者の腸内フローラについては、成人と比較して細菌の多様性や安定性が低下する傾向にあり、容易に腸内フローラのバランスが崩れます。

腸内フローラの乱れが高齢者の治療抵抗性低栄養発症に関与する可能性があります。高齢者入居施設で乳酸菌を含む発酵乳を６ヶ月間摂取した人の多くが便中の乳酸菌属が増加し、便秘や下痢、発熱回数が減少したことが報告されていることから、低栄養も腸内フローラの変調によって発症・維持されているのではないかと考えられています。

さらには生命予後にも影響を与えているのではないかという、研究も進んでいます。

白内障

腸内環境は眼のはたらきにも影響をあたえるといわれています。

例えば自己免疫性ぶどう膜炎という眼の病気に腸内細菌が関係しているという報告があります。自己免疫性ぶどう膜炎とは、視力の低下や痛み、充血が起こる眼のぶどう膜と呼ばれる部分に炎症が生じる病気です。通常はウイルスや菌を攻撃するT細胞という免疫細胞が、間違って自分の眼を攻撃してしまうことで起こるといわれています。

自己免疫性ぶどう膜炎を起こすマウスを用いた研究では、このT細胞の活性化が腸内細菌によって引き起こされ、腸内細菌が自己免疫疾患の発症に関わっている可能性が報告されています。

認知症

私たちは誰でも、年齢を重ねるごとにもの忘れが増えたり、人の名前が思い出せなくなったりします。これは脳の生理的な老化によるものですが、それが病的に進行していくものが認知症になります。認知症を予防するには、脳だけに注意すればよいわけではありません。実は、腸には脊髄と同じ程度の約1億個の神経細胞が存在しており、腸と脳はこれらの神経細胞を介して繋がっているとされています。そして、脳から腸だけでなく、腸から脳へも情報が伝わることがわかってきています。

骨折しやすい

骨は形成と破壊がくり返されていますが、そのバランスが崩れ、骨形成よりも骨破壊が上回っている状態が続くと、骨量が減少してしまいます。その結果、骨がもろくなった状態が骨粗しょう症です。骨粗しょう症になると、転んだり、咳やくしゃみをしたりするだけで骨折してしまうことすらあります。

骨粗しょう症を予防するには、骨の形成に必要な栄養素であるカルシウムやマグネシウム、ビタミンDなどをバランスよく摂取することが大切ですが、骨からのカルシウムの流出を防ぎ、骨の石灰化を促す働きがあるビタミンKがかなり重要な働きをしています。

このビタミンKを合成しているのが、腸内細菌です。ビタミンKは、K1とK2に分かれますが、植物から摂取できるのがK1で、腸内細菌が生み出す腸内酵素によってつくられるのがK2です。このビタミンK2の方がK1に比べて吸収効率に優れているというデータもあります。

また、骨の強化のために必要なたんぱく質（コラーゲン）、ビタミン、ミネラルをしっかり体に吸収するには、腸内細菌がつくる腸内酵素が重要な役割を果たしています。骨と腸はあまり関係ないように思えますが、腸内環境を良くすることが、骨密度を保つことにも繋がるのです。

うつ

腸内フローラ、腸管と脳機能の間に関連がある（脳腸相関）ことは前述しましたが、大うつ病性障害（うつ病）や双極性障害（躁うつ病）との関連も注目されるようになってきました。うつ病患者の腸内フローラにはビフィズス菌や乳酸菌、その他の特定の細菌が少ないといった報告があります。躁うつ病患者では睡眠に関する症状が悪いほど腸内の乳酸菌が少ないことや、ビフィズス菌が少ないとコルチゾール（ストレスなどで分泌量が高くなるホルモンの一種）が多くなるという報告もされています。

更年期障害

女性ホルモンにはエストロゲン（卵胞ホルモン）とプロゲステロン（黄体ホルモン）があり、月経周期のリズムを作っています。また、卵巣のアンチエイジングのほか、血管をしなやかに保つ、骨粗しょう症を防ぐ、肌の若さを保つなど、さまざまな働きがあります。

日本女性は欧米女性に比べると、乳がん・子宮体がんの発症率が低いとされ、また産後の母乳分泌量が多く、更年期症状が軽いともいわれてきたのですが、それ理由は、大豆製品をよく食べる食生活と腸内フローラを整える伝統的な和食にあるといわれています。

大豆製品に含まれる大豆イソフラボンは、腸内細菌の力を借りて女性ホルモンに似た働きをするエクオールに変換されます。和食に多用される食物繊維を多く含む海藻類や、味噌や醤油、漬物などの発酵食品には、腸内フローラのバランスを整える作用があります。ただし最近はエクオールを作る腸内細菌をもつ女性の比率が低くなってきたという調査結果があり、背景には、食生活の欧米化と腸内フローラの乱れがあるようです。

髪（白髪、抜け毛、薄毛）

頭皮の表面にも細菌は存在します。頭皮フローラと腸内フローラも実は関連性があり、髪の艶や頭皮のニオイに腸内環境が深く関わっていることがわかってきました。

老化や病気を防ぐポイントは、細胞の劣化と減少を防ぐことと、健康な細胞を生み出すこと。その細胞を劣化させたり、減少させたりする最大の原因は「活性酸素」です。髪の老化も同じ。活性酸素は、髪を作る細胞や頭皮の細胞にもダメージを与えます。そのことによって健康な髪を作りだすことができなくなり、白髪や薄毛など、髪の老化につながるのです。

そして活性酸素が発生する原因を作るのが腸の汚れ。髪の老化を防ぐには、腸内環境を整えることが大切です。

肌トラブル（しみ、しわ、たるみ）

しみ、しわが増えるのは、細胞を傷つける活性酸素が攻撃をするせいです。

活性酸素が活発だと腸内細菌のはたらきが抑制され、しみ・しわの原因となるのです。

活性酸素は、体が酸素をエネルギー源として利用したときに発生する、いわば産業廃棄物のようなもの。活性酸素は酸化力が非常に強いので、細胞を酸化させ傷つけ、老化を促進させます。この活性酸素は、私たちの大切な腸内細菌を減らす最大の要因でもあります。

若々しい肌のためには、代謝を促すビタミンB群や、コラーゲン生成を助け、活性酸素の攻撃を抑える抗酸化作用をもつビタミンCが必須です。特にビタミンCは女性ホルモンの生成にも影響しています。

ただ、これらのビタミン類は、ヒトの体内ではつくりだすことができません。食べ物の栄養分をもとに「腸内細菌」によってビタミン合成がなされているのです。

また「腸内細菌」は冷え性の解消や、重力に抗う筋肉への働きかけもするので、肌のたるみを抑えることにも貢献しています。

腸内細菌の乱れと皮膚の間には「腸皮膚相関」という相互作用があります。実際に腸皮膚相関が報告されている疾患には、ニキビ（尋常性ざ瘡）、アトピー性皮膚炎、乾癬《かんせん》、じんましんなど数多くあります。

過敏性腸症候群

過去には単にストレスから発症すると考えられていましたが、１９９０年頃から別の原因があるとの考え方が有力視されるようになり、最近ではＳＩＢＯなどの腸内細菌の乱れからも発症することがわかってきました。

ストレスがかかると状態が悪化しますがストレスだけが原因で発症しているわけではないのです。ひと昔前は、「気のせい」「精神科に行け」などと患者が真摯に扱われないことがありましたが、れっきとした「腸内細菌病」だということです。

血糖値が高い

最近、消化器医学界で話題となっているのが、「腸内環境」と「食物繊維」「糖尿病」との関連についてです。血糖コントロールと腸内細菌との間に関連があることも報告されました。腸内フローラを改善することで血糖値が改善する可能性が高いことが分かったのです。血糖コントロールが良好な人は善玉の腸内細菌が多く、なかでも代謝や免疫機能を高める腸内細菌が多いのです。

一方、血糖コントロールがよくない人では、腸内の善玉菌が少なく、体に悪い影響を及ぼす悪玉菌が増加する傾向にあります。つまり、糖尿病の改善には、腸内フローラ（腸内細菌叢）が大きく関与しているのです。

心疾患

腸とはあまり関連がなさそうな心臓にも、腸内細菌が影響を及ぼしていると報告されています。腸内細菌によって卵などに含まれる「コリン」が代謝されることで作られるTMAO(trimethylamine N-oxide《トリメチルアミンエヌオキシド》)という物質によって動脈硬化が促進されることがわかったのです。また、このTMAOの濃度を抑える効果のある物質をマウスに投与すると動脈硬化の進展も抑えられた、という報告も。腸内細菌が動脈硬化を悪化させるような物質を作り出し、そのことで狭心症や心筋梗塞が起こりやすくなるのです。ただ、兄弟でも、同じコリンを食べていても、TMAOが作られやすい人と作られにくい人がいることもわかってきました。それはもっている腸内細菌の違いであることがわかりました。「すべては腸内細菌次第」ということです。

また、心不全患者にも腸内フローラが影響を与えていることが考えられています。心不全患者60人と健常人20人の便を調べた研究では、心不全患者の便に病原性の高い菌が多く増殖していることがわかり、心不全の程度が悪い患者ほどその傾向が強いことが示されました。また、心不全患者ではTMAOの血中濃度が高まっていることも報告されており、腸内細菌やその代謝産物が心不全悪化にも影響を与えていることが考えられています。

コレステロール値が高い

コレステロールはヒトの身体に存在する脂質の一つで、細胞膜やホルモンなどをつくる材料です。身体にとって必要な物質ですが、コレステロールには良いはたらきをする「善玉コレステロール」と「悪玉コレステロール」があり、悪玉コレステロールの増えすぎには注意が必要。血中の悪玉コレステロールが増えすぎると動脈硬化が進行し、心筋梗塞や狭心症、脳梗塞などの病気を誘発する可能性があるからです。

食べ物の吸収には、消化酵素の働きが重要で、消化酵素の一種である「胆汁酸」は脂質の消化吸収に関与し、肝臓でコレステロールを原料に作られます。産生された胆汁酸は十二指腸に分泌され、食べ物と混ざり合い、回腸（小腸の後半部）まで到達した胆汁酸のほとんどは再吸収され肝臓に戻りますが、ある種の腸内細菌が持つＢＳＨ（Bile Salts Hydrolase）活性により分解されると再吸収されなくなります。

その結果、肝臓から腸に分泌される胆汁酸が不足し、その不足分を補おうと血液中のコレステロールが肝臓に取り込まれ、新たな胆汁酸を産生するために消費されます。これにより、血液中のコレステロール濃度が低下するのです。腸内細菌はコレステロール値をも左右しているのです。そればかりか最近は、ある胆汁酸を生み出す腸内細菌は長寿に関係することがわかってきました。百寿者では、悪玉菌をやっつける抗菌作用をもつイソアロリトコール酸という特有の胆汁酸を作り出す腸内細菌が腸の中で増えているのです。胆汁酸と腸内細菌と寿命には重要な関係があるのです。

自律神経失調症

緊張やストレスなどで交感神経が高まるなどして自律神経のバランスが乱れると、蠕動運動のバランスも乱れて、腸の働きが低下してしまうのです。そうすると便秘など腸の不調が起こります。逆に便秘や下痢などが解消されて腸内環境がよくなると、副交感神経の働きがよくなって自律神経が整うことも近年の研究でわかってきました。

睡眠障害

便意をもよおしにくくなったり、便を排出しようとする腸のぜん動運動がスムーズに行われにくくなったりすると、便秘が引き起こされます。腸内環境の悪化と自律神経の乱れによる便秘は、不眠を引き起こす要因にもなります。実際にお腹の調子が悪い過敏性腸症候群の患者には睡眠障害が多いのです。

動脈硬化

以前は、心臓の病気に腸内細菌が関係しているなどという発想は医学界でも受け入れられてはいませんでした。しかし腸内環境に関する研究が進み、動脈硬化や心血管系の疾患と腸内細菌が関わっている可能性があるという研究結果が報告されるようになりました。

肉などに多く含まれるフォスファチジルコリンと呼ばれる、卵、牛乳、牛肉などに含まれる脂質を過剰摂取した場合、腸内細菌がこの脂質をトリメチルアミンエヌオキシド（ＴＭＡＯ）という物質に代謝します。

ＴＭＡＯは食細胞（マクロファージ）を活性化させますが、この食細胞が酸化したコレステロールを貪食し、動脈に酸化したコレステロールを沈着させやすくなるということがわかってきました。

つまり腸内環境を整えることは、心血管系疾患の治療や予防につながる可能性があるということです。

歯周病

フローラというと腸内フローラを連想する人が多いと思いますが、実は口腔内にも大きな細菌フローラがあり、腸内フローラと密接な関わりがあります。口腔内細菌は腸内細菌の1万分の1の量しかありませんが、毎日1500億個の口腔内細菌が飲み込まれており、腸を含む全身に影響を与えています。口と腸、この二つの部分の善玉菌、悪玉菌のバランスを維持することが、総合的な健康に繋がるのです。

大腸がんの患者さんの腸の中には、口の中に存在する口臭発生菌で歯周病菌の「フソバクテリウム　ヌクレアタム」が増えていることがわかってきました。歯周病菌が口から飲み込まれたり、血液を介して大腸に達して大腸がんの進行をすすめるのです。胃がんにおけるピロリ菌のような存在です。また、歯周病菌の「ポリフィロモナス　ジンジバリス」は、腸の中でリーキーガットを起こし、腸で炎症を起こします。歯の中を清潔にすることは、腸の健康を保つために重要なのです。

第 4 章

目指せ健康長寿!
腸が喜ぶ生活習慣

腸活のための大いなるルーティン。５分で気軽にできる、腸に効く生活習慣をご紹介します。

朝の習慣

起きたらまず太陽を浴びる

朝日を浴びると気持ちいいとか清々しいと感じるのは気分的な問題だけではありません。体の中では「幸せホルモン」と呼ばれるセロトニンという物質が出て、すっきりと目覚めさせ、やる気を出させ、自律神経のバランスを整えようと働きます。

セロトニンは全身にありますが、特に腸にたくさんあり、腸の蠕動運動を活発にします。日ごろから腸を整えていれば「幸せホルモン」が出やすくなります。

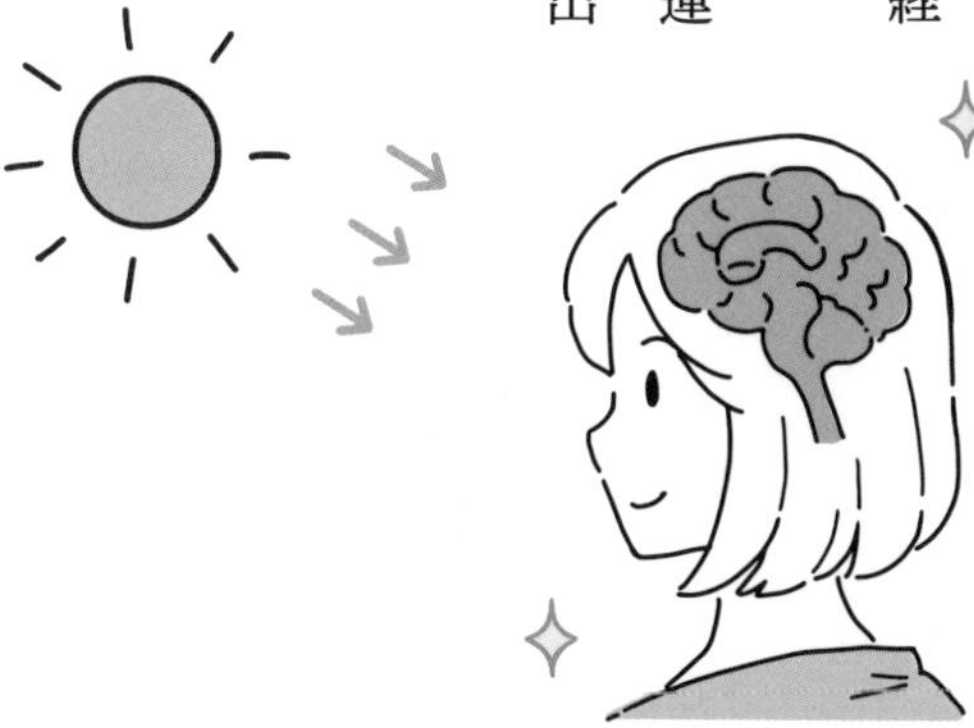

コップ1杯の水を飲む

朝に飲む水は睡眠中に失った水分を補うとともに、副交感神経の働きを高め、自律神経のバランスを保つことができます。

副交感神経が働くと腸が活発に動きます。また自然な便意を促すことができます。明確な便意を感じて便座に座って排便することで、人間の脳内では、脳内麻薬ともいわれる「エルドルフィン」が分泌されます。これにより幸福感やスッキリ感が味わえるのです。

1日あたり1500ml以上の水分を摂っている人には快便が多いこともわかっています。

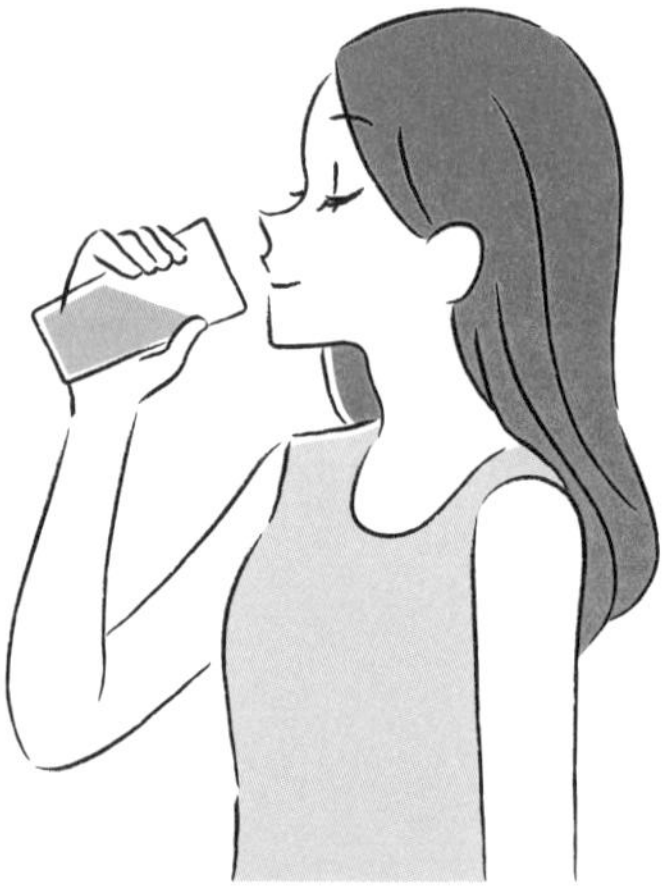

食前の歯磨きを心がける

不調の原因となるようなガスをお腹の中で作り出す細菌を、口から入れないことも大切です。そのためにやって欲しいのが食前の歯磨き。口の中、歯と歯の間には、たくさんの細菌がいるのはご存知かと思いますが、それらの細菌の中には、たくさんの水素やメタンを産生するタイプの菌も潜んでいます。食事をする前に歯磨きやうがいをして、食事と一緒に菌を飲み込まないようにしましょう。入れ歯にも細菌がいるので、入れ歯の人はよく洗いましょう。

最近、大腸がん患者の大腸内で「フソバクテリウム　ヌクレアタム」という細菌が発見されました。この細菌は、口の中に存在する歯周病菌なのですが、口の中の菌と大腸の中の菌の種類を調べたところ、同じものだったのです。このことからも、口の中の細菌と大腸の健康は大きく関係していることがわかります。口腔内を清潔に保つことは、腸の健康も保つことになるのです。

朝ごはんを食べる

朝ごはんを食べてすぐは交感神経の働きが高まりますが、その後は副交感神経が働いて腸を活発に動かし消化吸収を促します。3度の食事の度に自律神経がこうした動きをすることで、腸の働きが活発化しているのです。

便秘がない人の朝食欠食率は約20%ですが、便秘の人では約30～50%であり、便秘の人は朝食を抜いている人が多いことがわかっています。

一口にかむ回数が30回以上の人には快便が多いです。

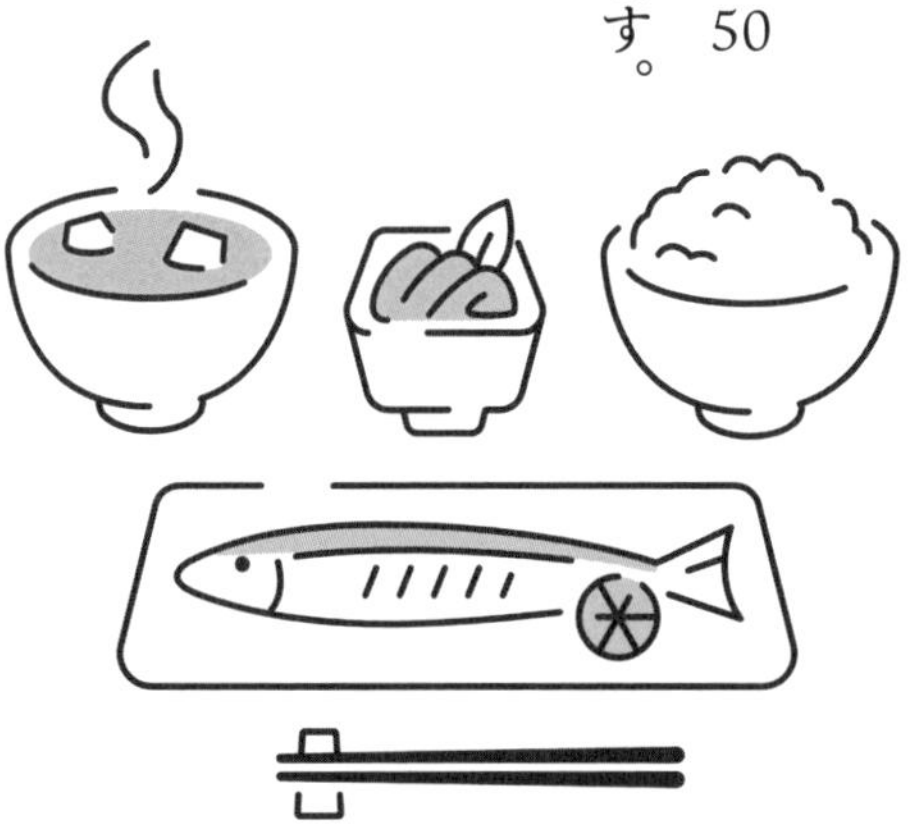

トイレタイムをつくる

便意を逃さずにトイレに行ったり、決まったトイレタイムを設けることが大切。あわただしい朝は、便意があってもトイレに行くことが後回しになりがちですが、便意の我慢は便意を消失させ、便秘を招く原因にもなるので要注意です。水を飲んだ後や朝食を食べた後に、トイレに行く時間を作れるように余裕を持った生活をしましょう。

しっかりトイレタイムをとる習慣がつくと、素早く気持ちよく便を出すことができるようになります。体の大きいゾウも小さなウサギも排便にかける時間は12秒。これは臭いが敵を引き付けてしまい命の危険にさらされるからですが、人間も90％は55秒以内で排便が終わります。1分以上いきむのは血圧が上がってしまうので控えた方がよいでしょう。

「日本消化器病学会」が規定している便秘の定義は「週に3日未満の排便」です。だから毎日出ていなくても週に3日出ていれば良いことになります。ただし、毎日便をしていても、残便感（便が残っている感じがすること）がある場合は便秘となります。便が残らずスルッと出るのが理想です。つまり「迅速かつ完全な排便」が理想ということになります。

日ごろの習慣

「4と8の呼吸」を心がける

私たちは自律神経のおかげで無意識に呼吸ができます。ところが物事に集中しているときやストレスがかかっているときなどは、交感神経が優位になり呼吸数が増えて浅くなります。

そんな時に「4と8の呼吸」（ゆっくり4秒かけて息を吸い、8秒かけて息を吐く）をすると副交感神経を刺激することができます。通常の呼吸より多くの酸素を取り込むことで血管が開いて血流が良くなり、緊張した筋肉がゆるんでリラックスし、気持ちもゆったりと落ち着いてきます。

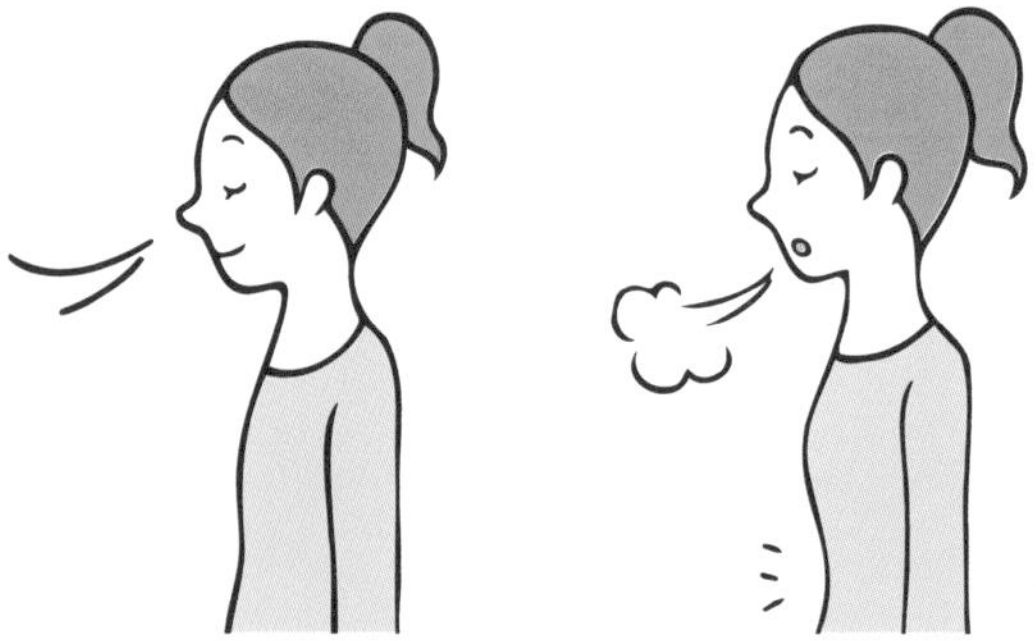

笑う

「笑う門には福来る」という言葉があるように口の両端をキュッと引き上げ、口角を上げるたびに副交感神経が刺激されて幸せホルモンであるセロトニンが出て心に落ち着きが戻ります。

排便はメンタルにとても影響していて、ストレスや悩みごとがあると便が思うように出なくなるので、呼吸は腸にとってとても大切なのです。

口角を上げると脳は「今楽しいのだ」とだまされて、幸せホルモンを出すのです。笑顔の表情の度合いが大きい人ほど寿命が長いことがわかっています。他人にほほえみかけるのは、他人のためではなく、自分のためなのです。

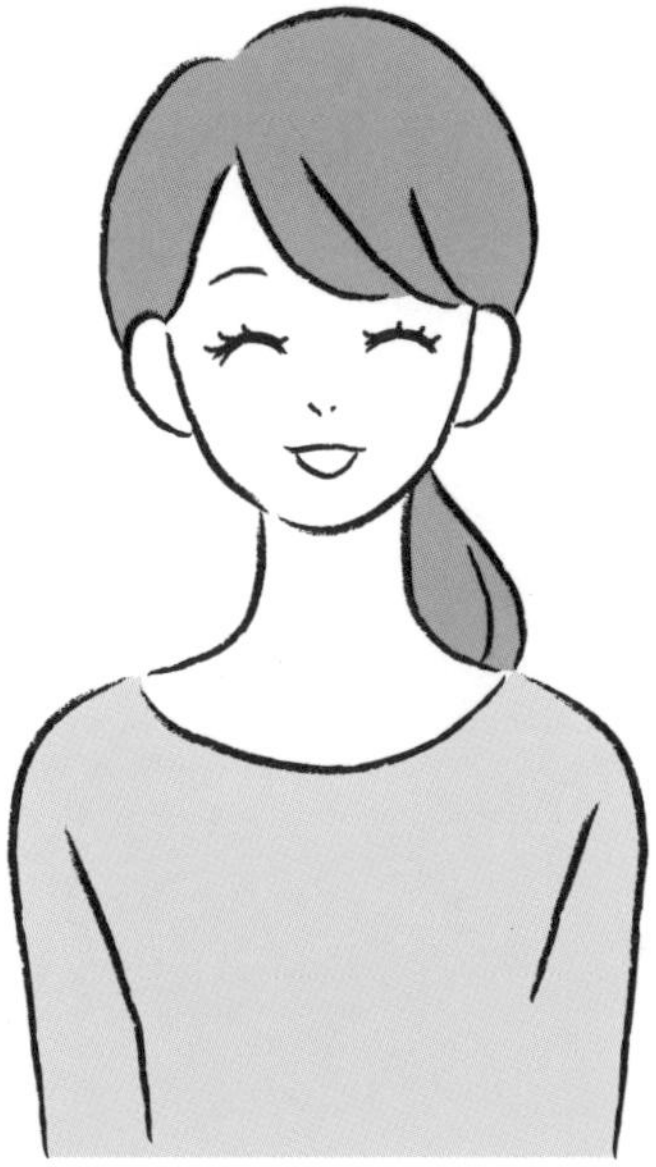

ご飯を中心とした多様な食材を

百歳を過ぎたご長寿さんのことを百寿者と言います。彼らの食生活を見ると決して菜食主義者という訳ではなく、肉もしっかり食べている方が多いです。食に対する興味を失っておらず、食欲がしっかりあるのが特徴です。

人間社会だけでなく、腸内細菌も多様性が求められています。好き嫌いが激しく、偏った食生活をしていると、腸内最近の種類も限られてしまうので、免疫力が衰え、腸内細菌も老化していきます。また何を食べるかの他に、誰と食べるかも重要です。「孤食」は腸活的にはできるだけ避けて欲しい行為です。

食事の量は「腹八分目」にとどめる

腸の動きが悪くなる原因の一つが「食べすぎ」。胃や腸の食べ物がスムーズに移動するためには、適度な隙間が必要です。

食事は1日3食で少しずつ、腹八分に抑えるようにしましょう。目安は、食後にもう一度同じ量の食事を食べられると感じる分量。食べた直後は少し物足りなくても、その時点で食事を終えれば、30分後にちょうどいい満腹感を得られるはずです。早く食べると満腹感を感じにくく、食べすぎになりやすい傾向があるので、よく噛んでゆっくり食べるようにしましょう。

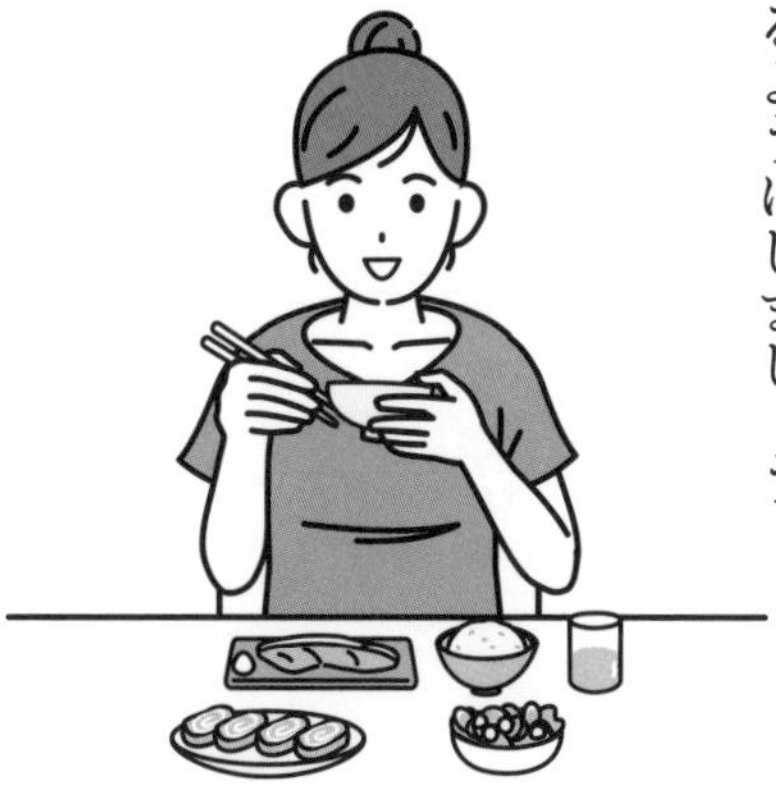

食の習慣

「食物繊維」と「発酵食品」を

腸のデトックス効果が抜群の食材は、食物繊維を多く含む根菜類やきのこ、海藻、乾物、未精白穀物など。食物繊維には不溶性と水溶性があり、どちらもバランスよくとることが大切です。

もうひとつは納豆や味噌、漬物などの発酵食品です。善玉菌を増やして腸内環境を改善します。納豆や味噌の原料である大豆には食物繊維が豊富なことに加え、腸内の善玉菌を増殖させる大豆オリゴ糖が多く含まれています。

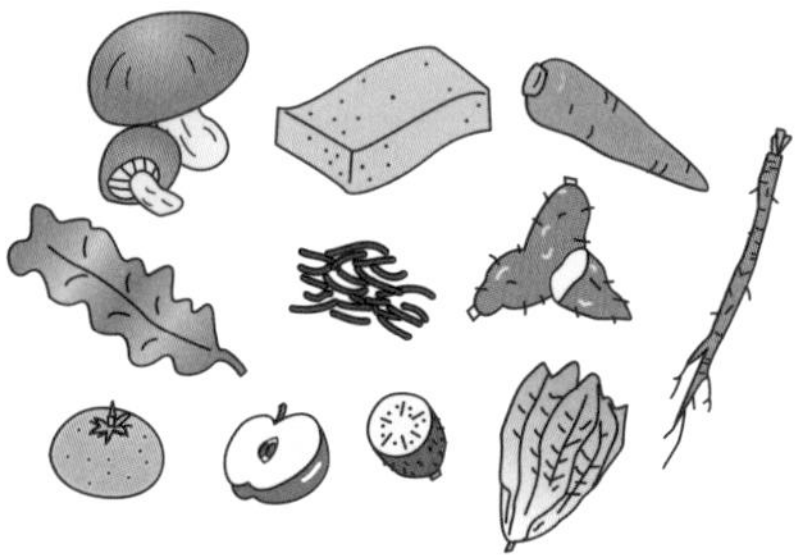

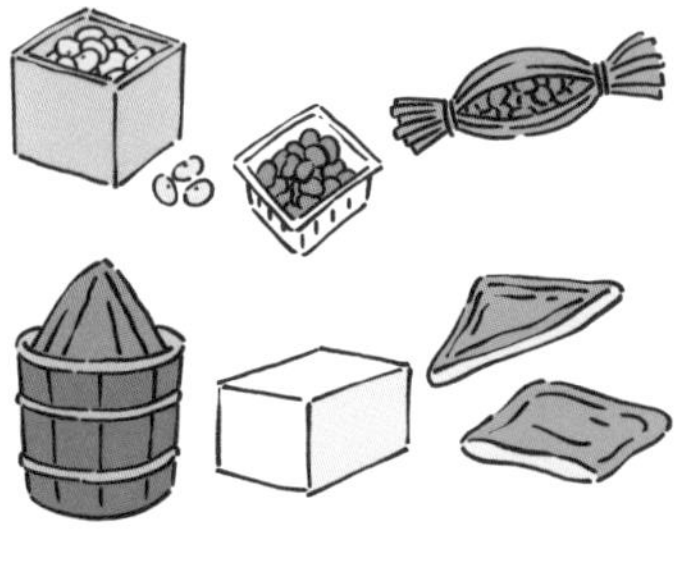

甘いものの食べすぎに注意

砂糖や果糖を多く含んだ甘いジュースを過剰にとると、悪玉菌が増殖して腸内環境が悪化してしまいます。間食やデザートは、食物繊維が豊富な果物や、砂糖不使用のドライフルーツ、ナッツなどを選びましょう。

ちょっとした心掛けで、善玉菌が増えて腸の働きもぐんとよくなります。

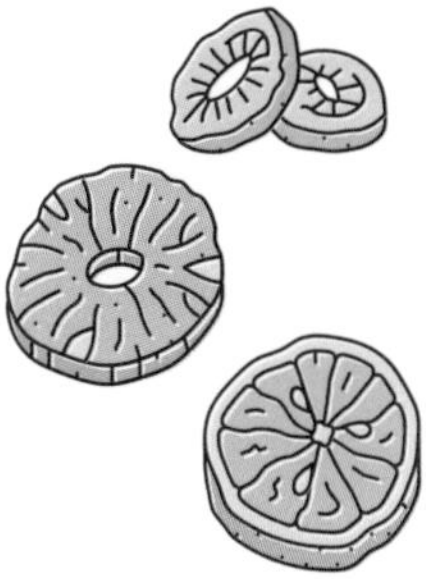

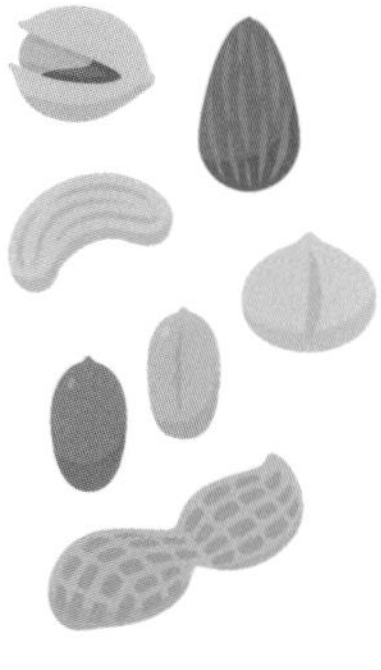

夕食は「寝る3時間前」までにとる

腸は夜眠っているあいだに動いて便をつくり、起床後に水を飲んだり朝食を食べることでぜん動運動が起こって便を体外に送り出します。腸の汚れをスムーズに出すためには、このリズムに合わせて食事をとることがポイント。そのためには、まず寝る3時間前までに夕食をすませましょう。

眠りにつくときに胃を空にすることで、胃の掃除を促すホルモンが分泌され、腸の動きが活発になります。どうしても夕食が遅くなるときは、脂肪や油が少ない消化の良いものを少量とるようにしましょう。

乳酸菌と腸活

善玉菌をとろうと考えてヨーグルトなどの乳製品で腸に善玉菌を届けようとすると問題が生じる人がいることを理解しておきましょう。乳製品には消化が難しい乳糖が入っているのですが、日本人の75%は乳糖不耐症で、うまく乳糖を分解できないからです。それによって下痢やガスで悩む人も多いのです。

「ヨーグルト=善玉菌」と思っている人が多いと思いますが、実は「ヨーグルト=善玉菌+乳糖」。

善玉菌を腸に届けるのはいいことですが、乳糖不耐症の人では、別の方法(乳糖を含まない錠剤など）で善玉菌を腸に届ける方が良い人もいます。

酪酸菌と腸活

前述したサルコペニアは、筋量と筋力の減少から発症します。足腰の筋肉が衰えれば寝たきりになるのは容易に想像がつきますが、それだけではなく、嚥下筋、呼吸筋、日常生活を送る体の動きには、どんなことでも筋肉が必要です。舌だって筋肉でできていますから、「食べる」という意味でも筋肉の維持は必要不可欠。

筋肉をつけるというと「肉」を連想する人も多いと思いますが、日本人には日本人に合った筋肉のつけ方があります。それが海藻。日本の長寿地域の住民にはサルコペニアの人が少ないことが分かっていますが、その方達が肉で筋肉をつけているかというとそうではなく、酪酸菌を増やす海藻、豆、野菜、果物で筋肉を維持しているのです。酪酸には筋肉の萎縮をおさえる効果があるからです。

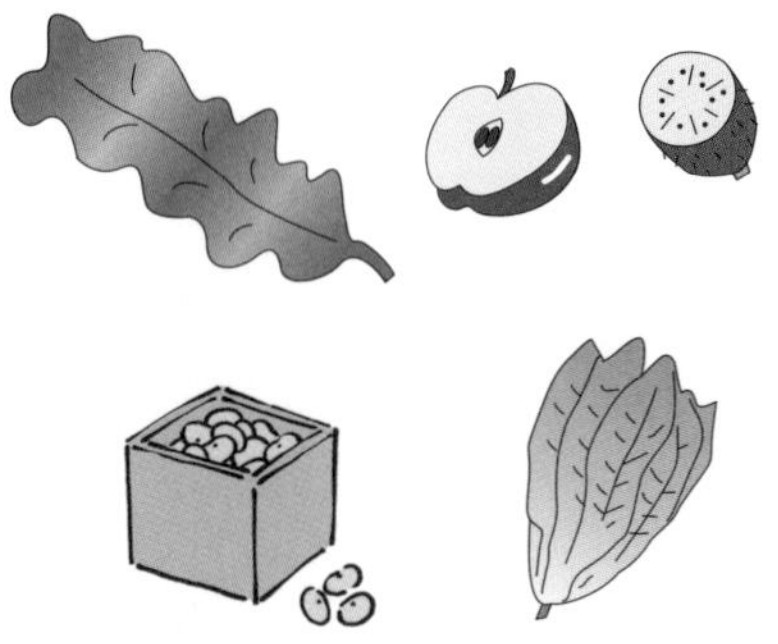

老化細胞の除去と腸活

年齢に関係なく、「老化細胞」は体内に存在するのですが、加齢にともない、その細胞が体の中に溜まってくることが分かっています。この老化細胞をできるだけ除去すると良いのですが、それを阻む「老化T細胞」というものがそれを阻んでしまいます。私たちの免疫の主な力を司っている細胞に「T細胞」というの細胞があり、ネクタイをする位置にある「胸腺」という場所で作られています。胸腺は、加齢にともない段々と萎縮してきて、小さくなっていきます。免疫力の老化、特に免疫の主役であるT細胞の老化は40代から始まり、70代で20%程度まで低下します。それに伴って新しいT細胞が作られなくなり、中には体の末梢に溜まってしまうものがあります。それが悪玉のサイトカインを分泌して、全身の老化を進めるのです。

医学の進歩により、最近、「セノリティクス」という、老化細胞を標的とし、細胞死を誘発、破壊し、除去する成分が見つかりました。そのセノリティクスを含んだ老化細胞除去薬が開発されていますが、食品の中にも同じ成分が多く見つかっています。タマネギに含まれる「ケルセチン」、いちごに多い「フィセチン」、ウコンに含まれる「クルクミン」、ほうれん草に多い「ルテオリン」などです。

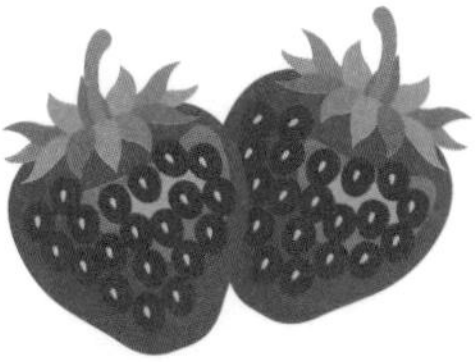

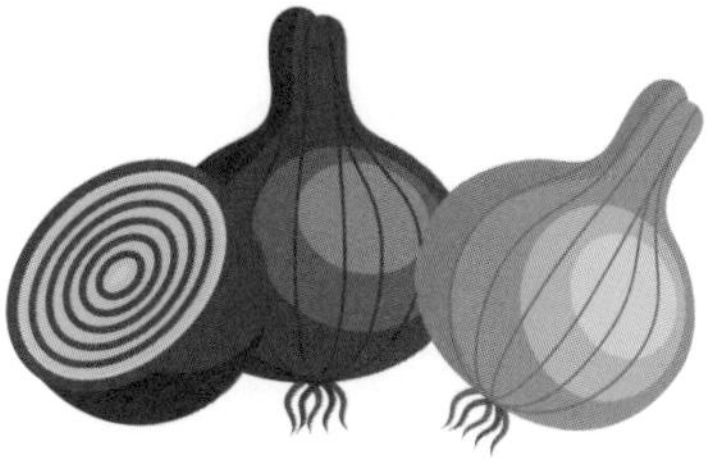

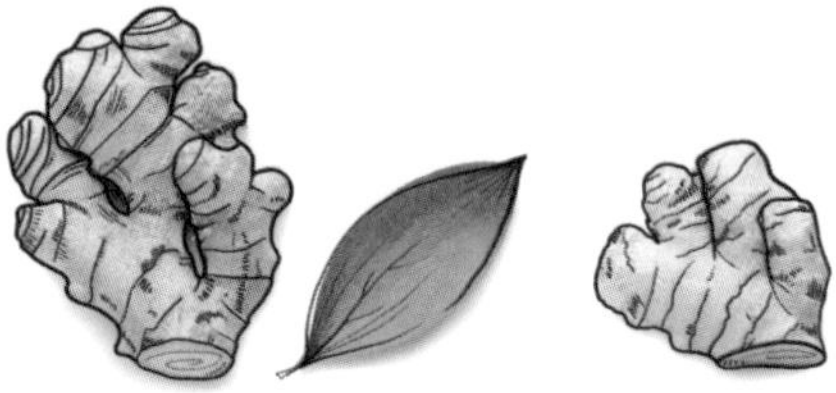

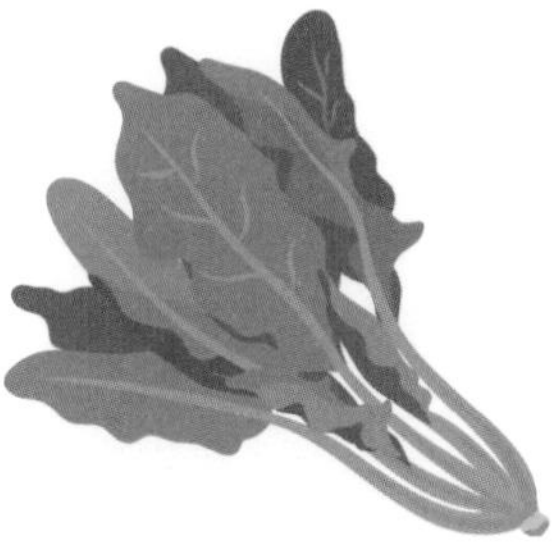

フィト老化細胞の除去と腸活

「フィトケミカル」は、野菜、果物、いも類、豆類、海藻などの植物に含まれる化学成分のこと。植物が紫外線や有害物質、害虫などの害から身を守るために作り出した色素、香り、アク、辛味などの成分です。抗酸化作用を持つものが多いことから、老化予防が期待できると言われているのでシニアの方々におすすめしています。

そのほか、代謝の促進、免疫力向上、脳機能の強化などその種類によってさまざまな働きがあると言われているので、摂らない手はありません。

大きく分類すると、ポリフェノール、含硫《がんりゅう》化合物、カロテノイド、テルペン類、多糖類の5種類に分けられます。実際にそれらが含まれる食品群を見ていきましょう。

■ポリフェノール

植物が光合成を行うときにできる物質の総称。植物の色素やアクの成分で、抗酸化作用があります。多くは水溶性で吸収されやすいです。

【代表例】

アントシアニン（含まれる食品：赤ワイン、ブルーベリー、ナス、赤しそ）

赤や青、紫などの水溶性色素で、目の網膜にあり光を感じる働きを支えているロドプシンという色素成分の再合成を促す働きがあるとされています。世界の5つの長寿地域（ブルーゾーン）の一つ、沖縄県大宜味村の長寿者に多い究極の善玉腸内細菌であるアッカーマンシアムシニフィラを増やすのが、ブドウやクランベリーに含まれるポリフェノールです。

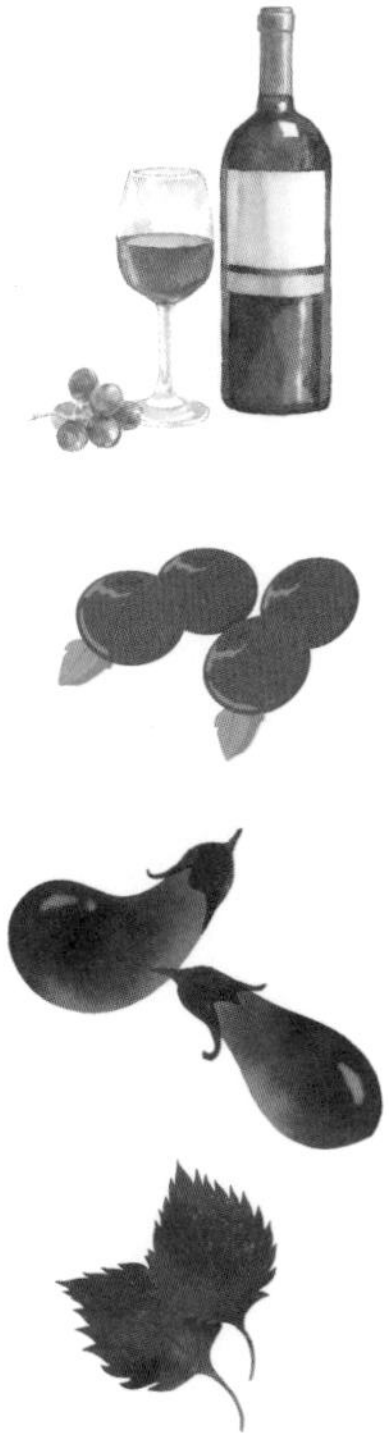

イソフラボン（含まれる食品：大豆、大豆製品など）

女性ホルモンのエストロゲンに似た働きをし、骨粗しょう症の予防や更年期症状の緩和をするとされています。納豆の発祥の地、中国の貴陽は長寿地域です。

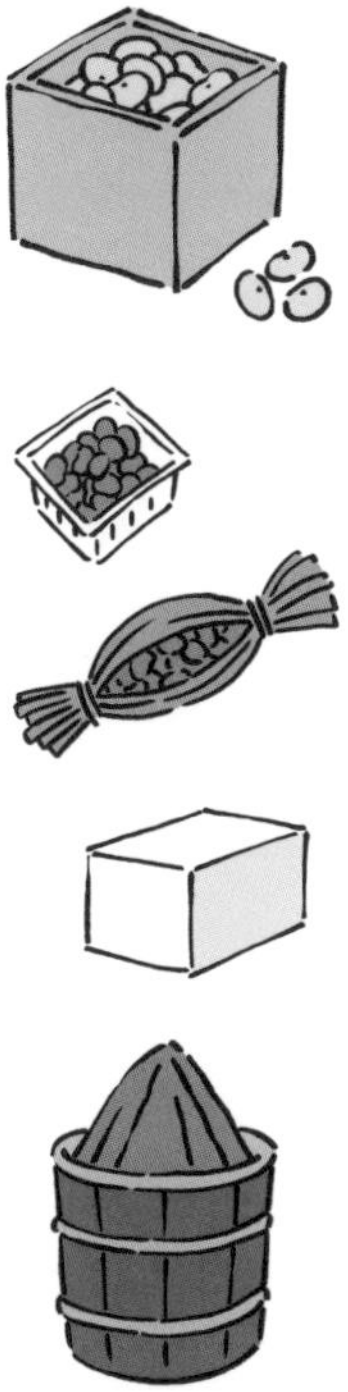

カテキン（含まれる食品：お茶、紅茶など）

茶葉に含まれている苦味や渋味の成分。抗菌作用の他、血中コレステロールの低下や血圧の上昇を抑える働きがあるとされています。前述の究極の善玉菌、アッカーマンシア　ムシニフィラという〝長寿菌〟を増やすのが、緑茶の中の「エピガロカテキン」です。

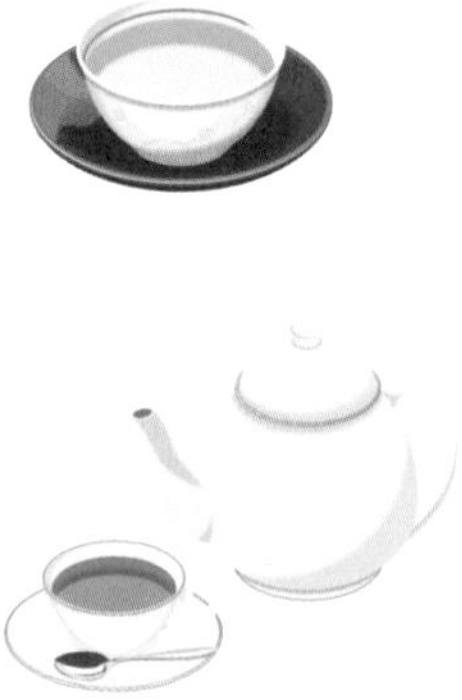

■含硫化合物

刺激のある香りや辛みが特徴。抗酸化力があり、血行、血流の改善作用があり、強い殺菌作用による食中毒の予防ができるとされています。

【代表例】

スルフォラファン（含まれる食品：キャベツ、ブロッコリー、ブロッコリースプラウト）

腸の健康を保つ善玉菌、酪酸菌を増やしたり、抗がん作用が期待できるとされています。

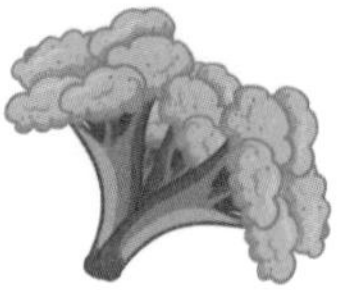

イソチオシアネート（含まれる食品：大根、わさび、からし菜）

すりおろすなどして細胞が壊れたときに生成される辛味成分。免疫力の強化や抗がん作用が期待できるとされています。

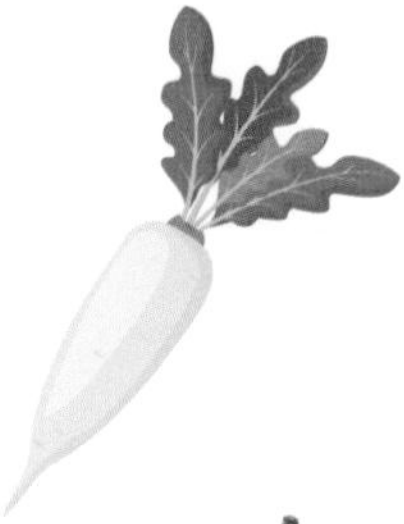

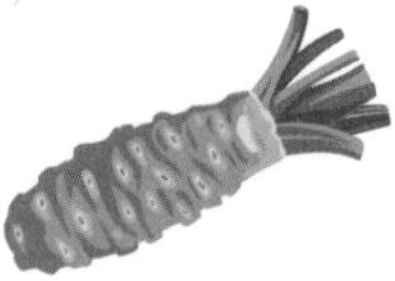

アリシン（含まれる食品：タマネギ、ねぎ、にんにく、にら）

切る、すりおろすなどして細胞が破壊される際に生成される香り成分。殺菌効果などがあるとされています。年齢とともに男女ともで減少して活力低下、意欲低下の原因となる「テストステロン」を上昇させる効果があります。

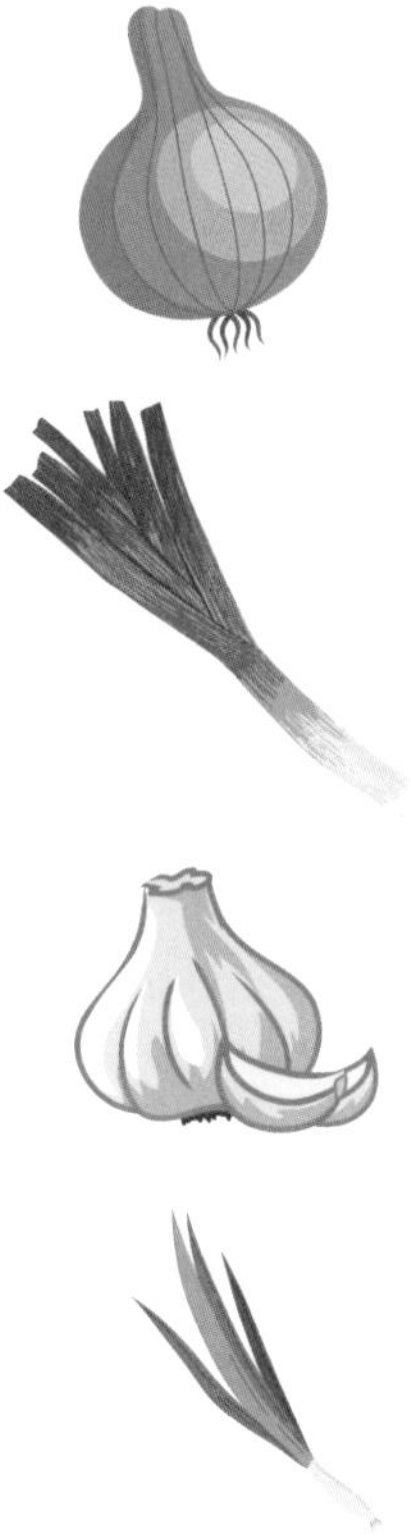

■カロテノイド

主に緑黄色野菜に含まれている黄色・橙色・赤色の色素成分の総称。抗酸化作用があるとされています。天然の脂溶性色素で、カロテン類、キサントフィル類に大きく分けられます。

【代表例】

●カロテン類

β-カロテン（含まれる食品：にんじん、かぼちゃ）

黄色または橙色の色素。夜間の視力の維持や、皮膚や粘膜の健康を維持する働きがあるとされています。

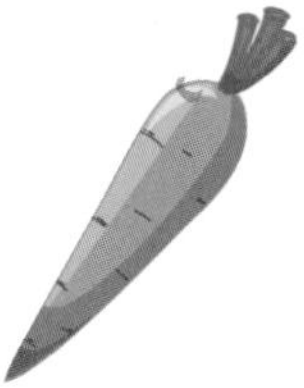

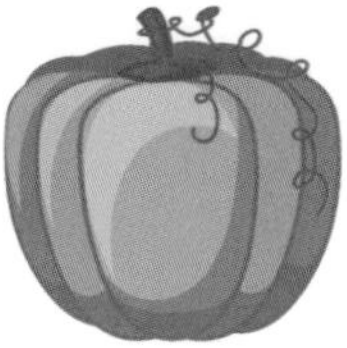

リコピン（含まれる食品：トマト、スイカ、あんず）

赤い色素成分。血流を改善する働きがあるとされています。

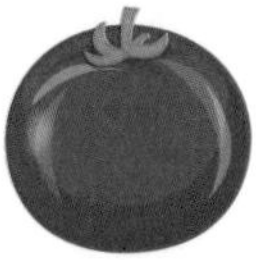

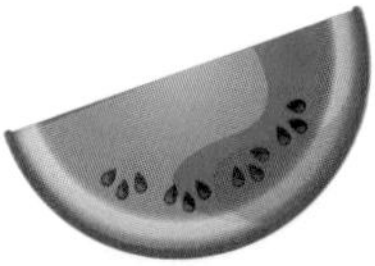

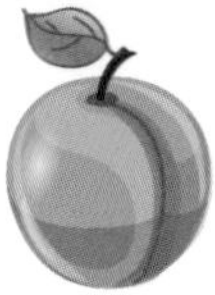

●キサントフィル類

ルテイン（含まれる食品：緑黄色野菜）

黄色の色素成分。目の健康をサポートする働きがあるとされています。

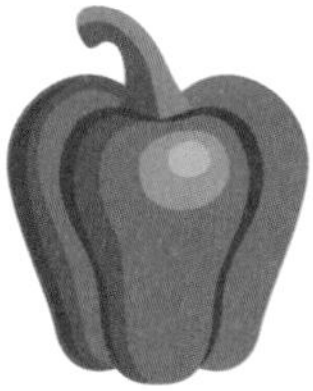

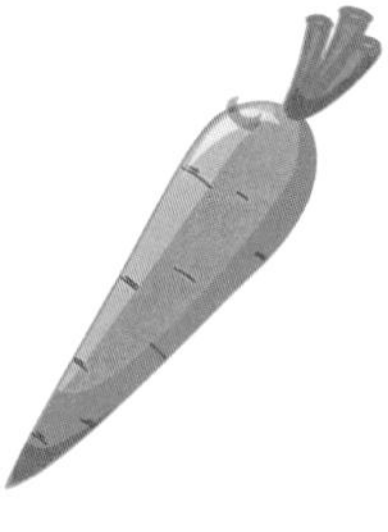

β-クリプトキサンチン（含まれる食品：温州みかん、ぽんかん）

黄色い色素成分。高血圧や動脈硬化、糖尿病、骨粗しょう症などの予防効果があるされています。

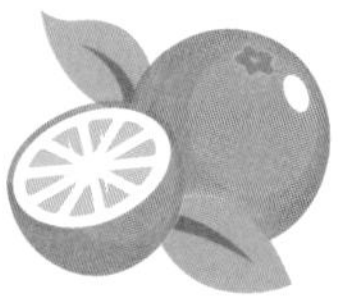

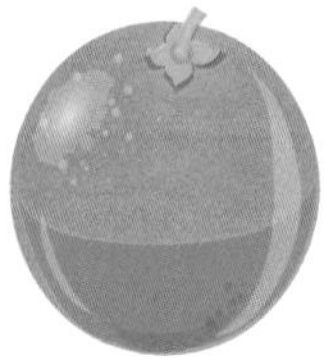

■多糖類

炭水化物の一種。海藻、きのこ、根菜類に多く含まれています。

【代表例】

フコイダン（**含まれる食品：海藻類**）

海藻類のぬめり部分に含まれている。抗がん作用や血圧を安定させる働きがあるとされています。善玉菌である酪酸菌を増やします。

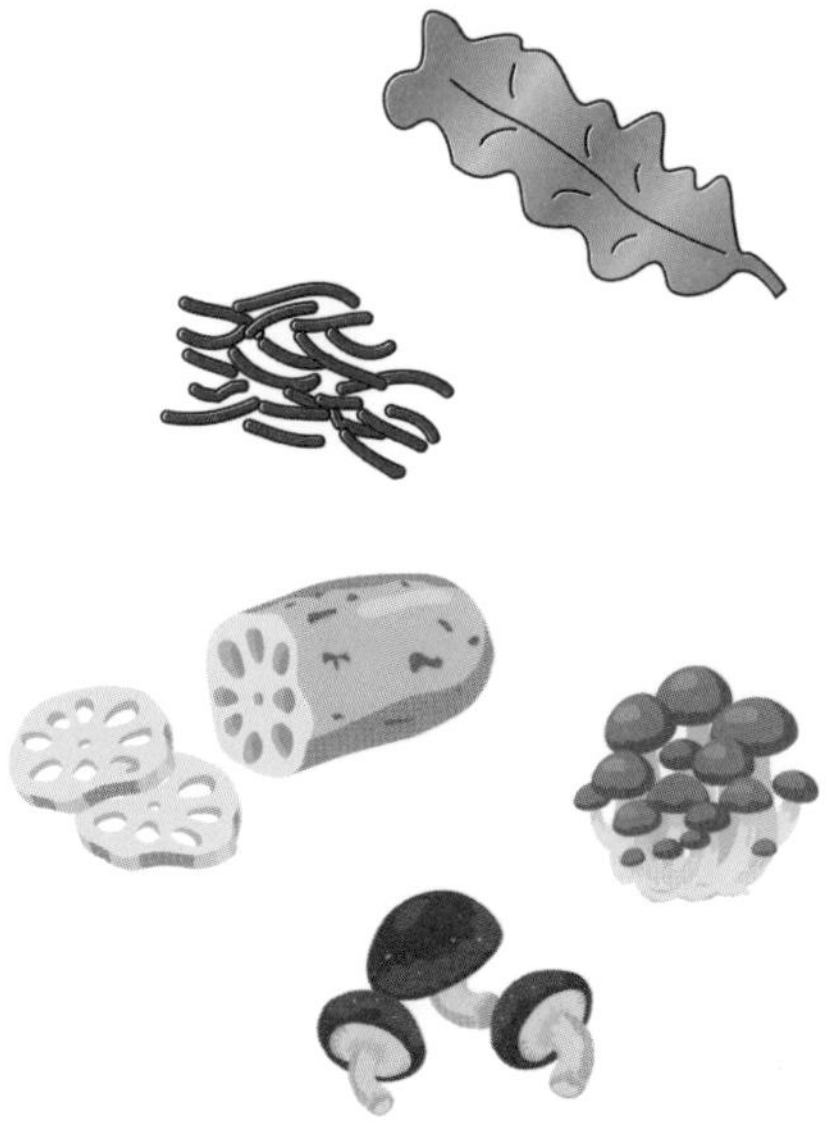

β-グルカン（含まれる食品：きのこ類）

免疫力の強化、コレステロール値の上昇を抑える働きがあります。

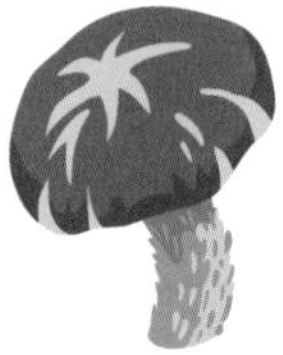

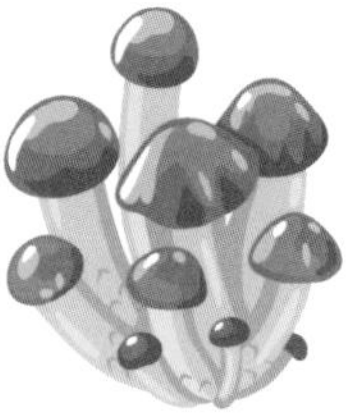

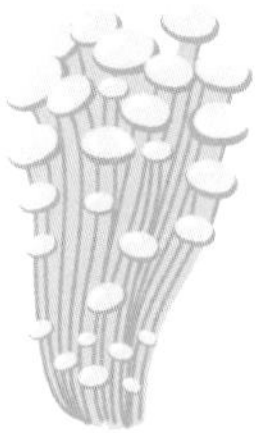

イヌリン（含まれる食品：タマネギ、ごぼう）

イヌリンには善玉菌のエサとなり、善玉菌を増やす作用（プレバイオティクス）があります。

その他、血糖上昇の抑制、血液中の中性脂肪を下げる働きがあります。

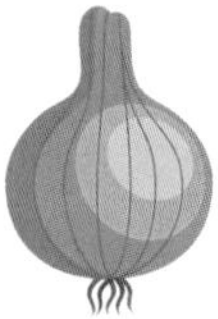

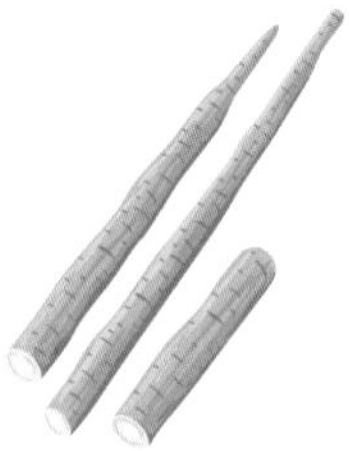

■テルペン類

ハーブや柑橘類などの特有の香りと苦味成分です。抗酸化作用、免疫力強化などの効果があるのが特徴で、生活習慣病の予防や抗うつ作用があります。

【代表例】

リモネン（含まれる食品：柑橘類）

リラックス効果があるといわれる香り成分。交感神経を活性化させて血管を広げ、血流改善を助ける働きがあるとされています。

メントール（含まれる食品：ハッカ）

香り成分。免疫力を高める働きがあります。

メントールはガスによるお腹の張りを軽減する効果があることが証明されています。

フィトケミカルを効果的に摂るには

1

野菜は皮ごと。

野菜の皮にもフィトケミカルが含まれています。皮をむいて捨てるのはもったいない。よく洗って皮ごと料理に使うのがオススメです。

2

カロテノイドは油と一緒に。

カロテノイドのβ-カロテンやリコピンなどは脂溶性です。油で炒めてたべるとよいでしょう。

3

老いに伴う意欲の低下を防ぐ調理法。

ニンニクやタマネギは、前述した「テストステロン」を増やす効果があります。それは、これが「含硫《がんりゅう》アミノ酸」を含んでいるからです。ただ、ニンニクやタマネギには、この含硫アミノ酸を破壊してしまうさまざまな酵素も含まれているのです。そのため含硫アミノ酸は放置すると、自己分解してどんどん失われてしまいます。これを予防するためにはまずタマネギの皮をむいたら、すぐに丸ごと電子レンジにかけてしまうのです。すると、含硫アミノ酸を壊してしまう酵素を不活化できるのです。その後、ゆっくり切ってから料理をしていけば含硫アミノ酸が長持ちします。加熱することで臭みも少なくなり、テストステロンも増えます。老いとともに意欲ややる気が低下するのは命とりです。うまく調理してテストステロンを増やしましょう。

4 フィトケミカルは組み合わせて。

フィトケミカルは健康によい働きがあるとされていますが、それぞれが持つ働きが異なるため、単体で摂るよりも組み合わせて摂る方が効果が得られやすいです。いろいろな食品をバランスよく食べるようにしましょう。

食の習慣（「整腸食」が会わない人もいる）

FODMAP食と腸活（お腹の調子が悪い人の食事法）

「FODMAP《フォドマップ》」は、小腸では吸収されにくい４つの発酵性の糖質の総称です。

F　fermentable：発酵性の糖質
O　oligosaccharides：オリゴ糖（フルクタン、ガラクトオリゴ糖）
D　disaccharides：二糖類（ラクトース）
M　monosaccharides：単糖類（フルクトース）
A　and
P　polyols：ポリオール（ソルビトール、マンニトール、キシリトールなど）

これらの糖質の頭文字をとったもので、以下の食品群は多くのFODMAPを含みます。

オリゴ糖：納豆、きな粉、ごぼう、タマネギ、えんどう豆、にんにく、絹ごし豆腐、小麦など

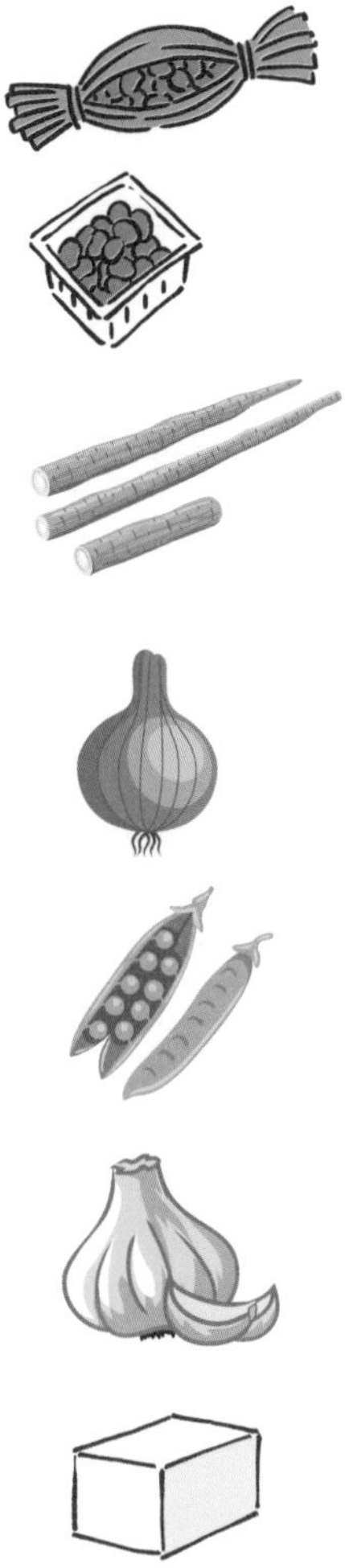

二糖類：牛乳、ヨーグルト、アイスクリームなど

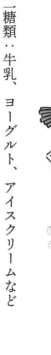

単糖類：はちみつ、果物など

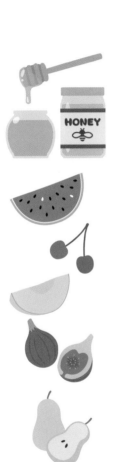

ポリオール：シュガーレス菓子、プルーン、マッシュルームなど

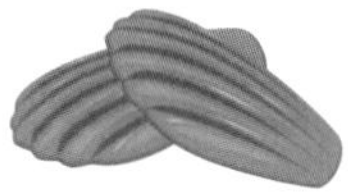

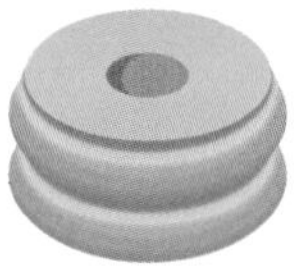

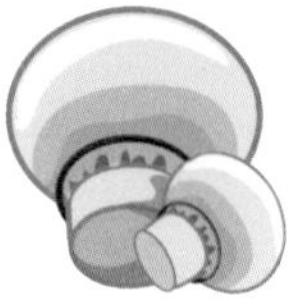

一般的に体にいいといわれている食品もあるので、日頃から意識的に摂取している人もいるかと思いますが、過敏性腸症候群やＳＩＢＯのお腹の調子が悪い人が過度に摂取すると腸が過敏になったり、腹痛、下痢、腹部膨満、ガス産生を引き起こす原因になる糖質があります。それがＦＯＤＭＡＰといわれる４つの糖質です。

普段から、下痢や腹痛やガスで悩んでいるシニアにこそおすすめしたいのが、ＦＯＤＭＡＰの含有が少ない食べ物、つまり低ＦＯＤＭＡＰ食です。ＦＯＤＭＡＰの中のどの糖質が合わないのか、食事日誌をつけて見つけてみましょう。

フルーツ（バナナ、パイナップル、キウイフルーツ、オレンジ、レモン、イチゴ、ブルーベリー）

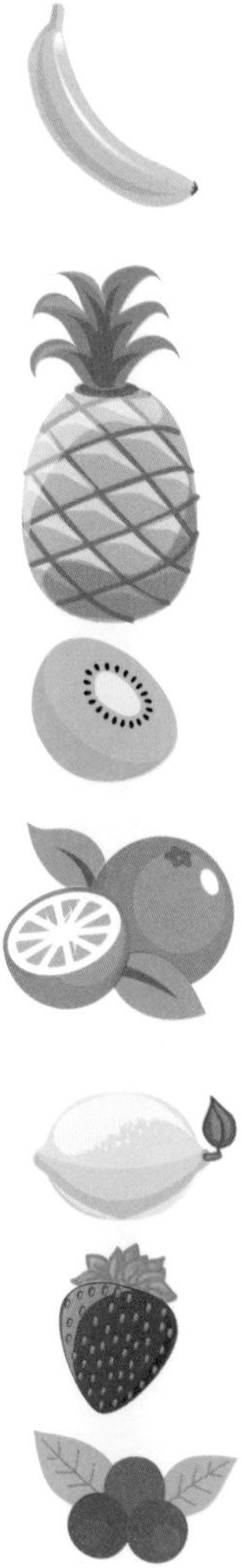

野菜（ブロッコリー、にんじん、ピーマン、カボチャ、きゅうり、ほうれん草、ジャガイモ、大根、なす、トマト）

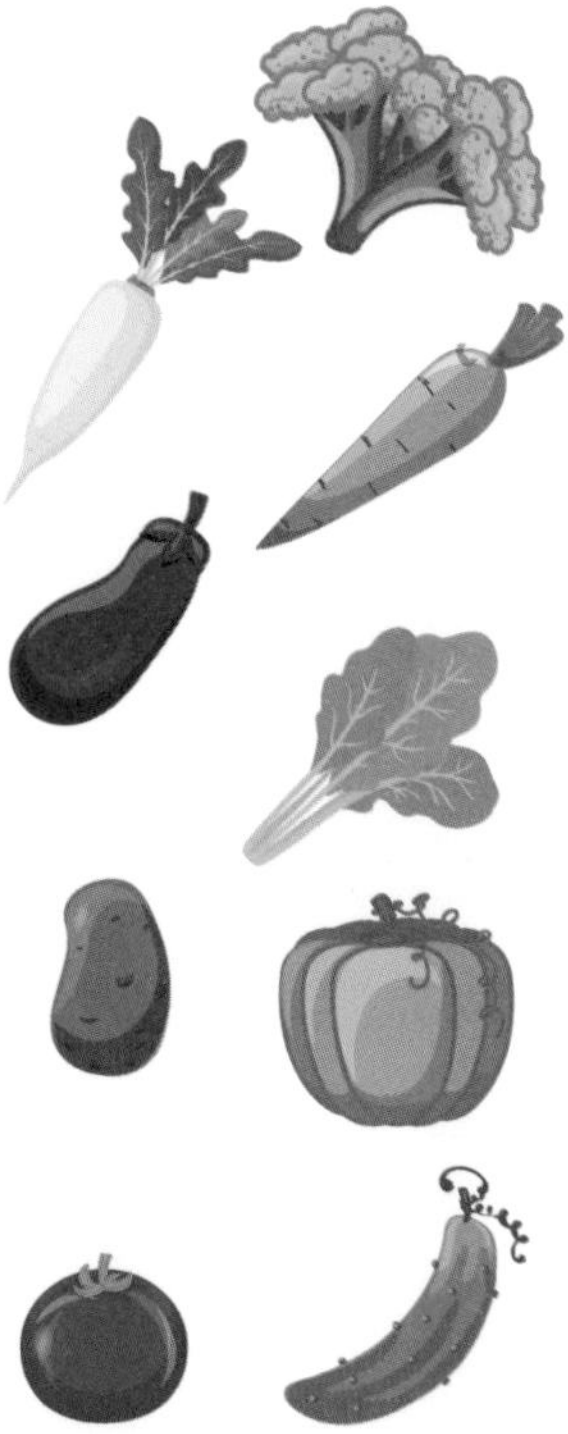

穀物類（米、玄米、そば）

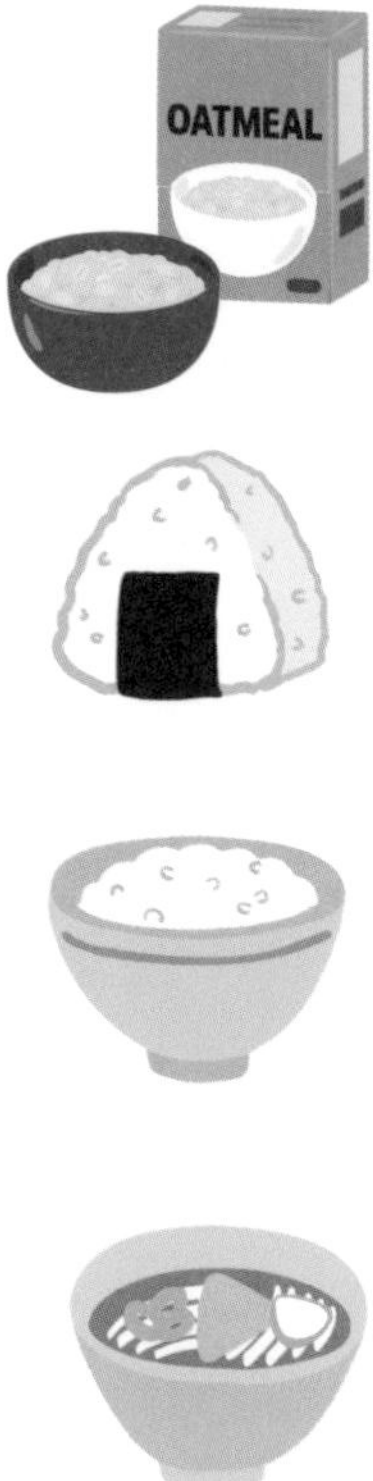

乳製品（バター、モッツァレラチーズ、パルメザンチーズ、カマンベールチーズ、チェダーチーズ）

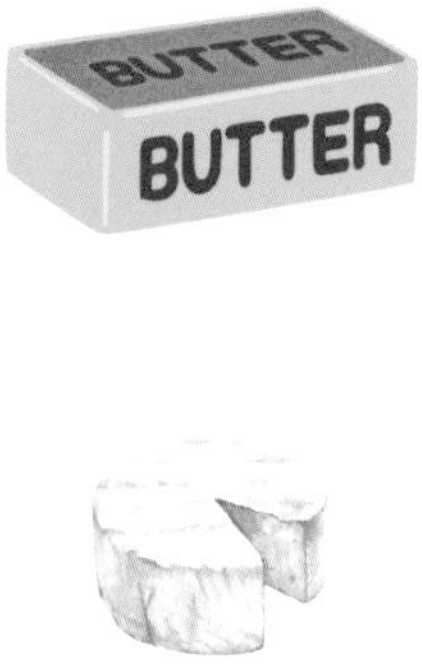

肉類（肉類全般、魚介類全般）

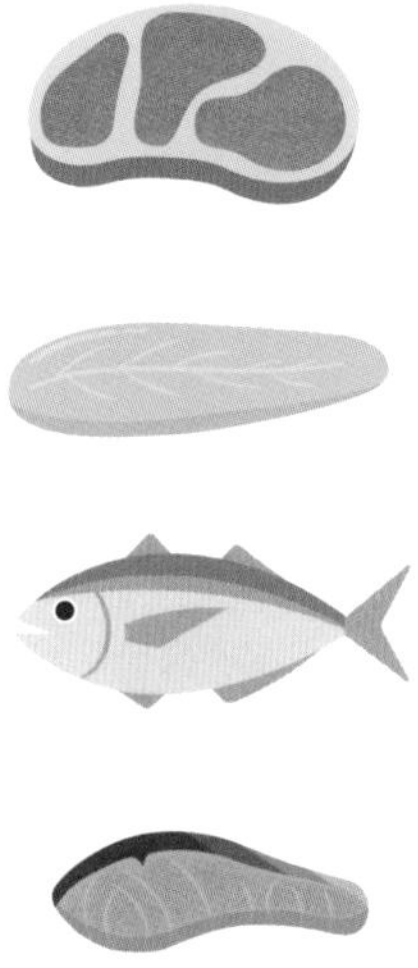

ナッツ類（アーモンド（10粒以内）、ピーナッツ、くるみ、マカダミアナッツ）

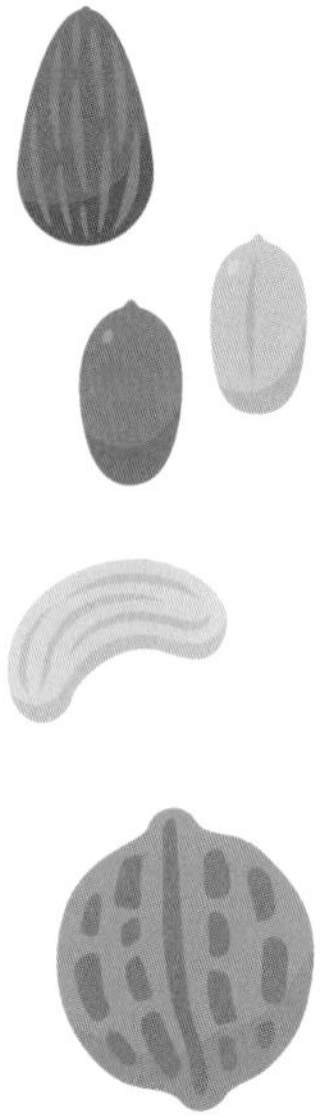

調味料・ソース類（カレー粉、唐辛子）

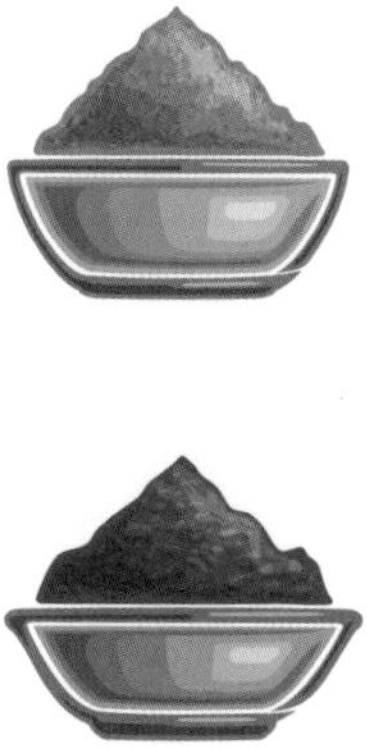

高ＦＯＤＭＡＰ食を控え、これらの低ＦＯＤＭＡＰ食を意識的に摂ることで、

・腹痛や腹部違和感の減少
・膨満感の減少
・排便習慣の改善
・生活の質の改善

が期待できます。

具体的には、３週間低ＦＯＤＭＡＰ食とし、その後ＦＯＤＭＡＰの４つの糖質をひとつづつ再開してみます。再開してお腹の調子ががくんと悪くなったら、その糖質はあなたの腸には合わない可能性があります。すべてのＦＯＤＭＡＰを食べてはいけないわけではありません。自分に合わないＦＯＤＭＡＰだけを控えていくのです。食べられるＦＯＤＭＡＰはなるべく食べるようにしましょう。

入浴の習慣

シャワーだけで済ませずに湯船に浸かる

入浴する時、シャワーだけで済ませていませんか？　お風呂でできる腸活の基本は「湯船に浸かること」。温かいお湯にゆっくり浸かって、身体の深部体温を上げることが大切です。体温が上がれば血流が促されます。血液の流れをスムーズにすると腸の動きが活性化されます。腸内細菌が活発に動く温度は、約36・5〜37・2℃と言われています。

さらに入浴は、全身が湯船に浸かることで腸のある内臓に水圧がかかり、それが刺激となって腸の動きが活発になるというメリットも。ぬるめのお湯で、15分ほどゆっくりと浸るようにしましょう。

入浴といえば面白い研究があります。一般的にビフィズス菌はヒトが誕生する時、産道で母から受け継ぐものとされています。しかし、父からうつっていることもあるのです。実はお風呂の中には父親由来の生きたビフィズス菌が存在し、入浴を介して子にも伝播するのです（夫婦同士でも！）。これは入浴習慣という日本特有の習慣からくる現象です。

お風呂でリラックスして副交感神経にスイッチを

湯船にゆっくり浸かる間、リラックスして自律神経を整えてくれるアロマや効果的に温浴効果を高める入浴剤を活用しましょう。自律神経とは、自分の意識とは無関係に24時間働いている神経。例えば呼吸や心臓などの循環器、消化や吸収などをつかさどる神経などがあります。

その自律神経は、腸と密接に関わっています。自律神経が乱れて交感神経ばかりが優位になっている状態では腸の動きが鈍くなり、便秘になりやすい傾向に。逆に副交感神経が優位なときは、腸が活発に動いているのです。市販の入浴剤を選ぶなら、炭酸泉がおすすめです。炭酸ガスが溶け込んだお湯は血流改善効果が期待でき、腸の働きを活発にしてくれます。

睡眠の習慣

質の高い睡眠から「短鎖脂肪酸」を増やす

腸と脳は互いに影響し合う相関関係にあり、質の高い睡眠をとることが腸内環境の改善につながることが分かっています。

腸内の短鎖脂肪酸が増えるとエネルギー代謝や基礎代謝の改善、体温の上昇、インスリン感受性の正常化や脂肪分解の促進といった変化が起きると言われています。

質の高い睡眠をとることで腸内環境が変化し、短鎖脂肪酸が増えます。飲み物や食べ物によって腸内環境を整えるには継続的な摂取が欠かせませんが、睡眠は人が当たり前のこととして行う生理的な行為。寝ているだけでも腸活はできるのです。

睡眠の質にこだわる

夜になると眠くなるのは、睡眠ホルモンのメラトニンが働くため。そのメラトニンの生成に、腸内環境が関係しています。体内に取り込まれたタンパク質は、腸内細菌によって分解・合成され、トリプトファンという物質を作り出します。

このトリプトファンこそが、メラトニンの生成に必要不可欠なもの。腸内細菌の数が多く、善玉菌が優勢な腸内環境であるほど、睡眠ホルモン・メラトニンの生成は活発になり、質の良い眠りにつながります。

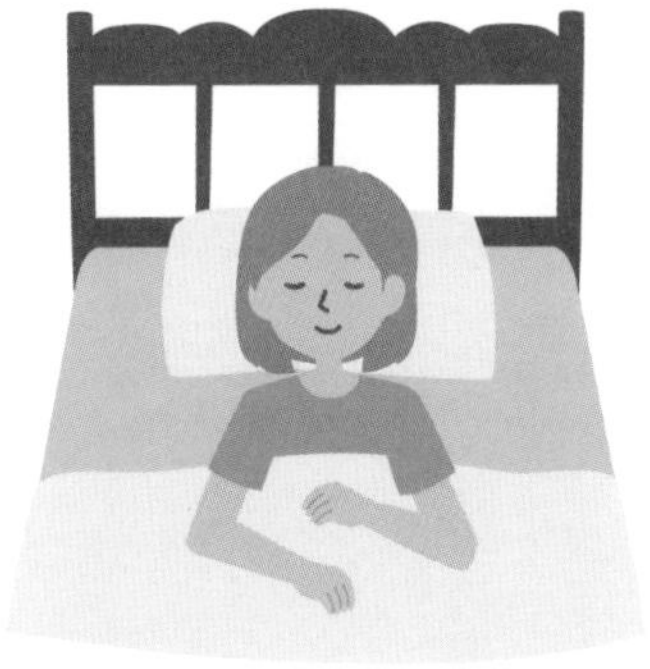

就寝環境を見直す

睡眠の質を向上させるには、寝具を含めた就寝環境を見直すことが大切です。寝室の環境として気をつけたいのが、光・音・香り・温度・湿度の5つです。特に光は人の睡眠に大きく影響します。強く明るい光が眠気を妨げてしまうため、就寝の少し前から部屋の明かりを間接照明に切り替え、眠る準備をして過ごしましょう。

質の高い睡眠を取るために理想的な明るさは、ほんのり何かが見える程度の30ルクス以下。騒音レベルは図書館と同等程度の静かさの40デシベル以下。温度は冬10℃以上、夏28℃以下。湿度は50％程度が理想です。

寝姿勢にも注目を！

人の背骨はS字を描くようになだらかにカーブしているのですが、就寝中にもこの姿勢を保つのが一番。さらには部位によって重さが異なる頭や背中、腰回りや足を安定的に支えるため、それぞれの体圧をバランスよく分散できる寝具を選ぶと良いでしょう。

マッサージの習慣

鈍った腸を刺激する

腸は、年を重ねるごとに活動が鈍り、便秘などの不具合が起きやすくなります。そんな腸の動きをよくするために腸マッサージが有効です。腸マッサージとは、腹部を手のひらでもむことで動きが鈍った腸を刺激し、動きをよくする方法です。

1日15分、週5回の腹壁マッサージは慢性便秘の症状を改善させることが証明されています。

こんな症状を持っている人におすすめです。

□便秘
□おなかにガスがたまりやすい
□腹部の膨満感がある
□腰痛がある
□肩こりがある

□自律神経が乱れがち
□冷え性
□不眠がち
□ストレスがたまっている
□代謝機能の衰えを感じる

さまざまなトラブルの改善が期待できる腸マッサージですが、おすすめできない場合もあります。以下の症状を抱えている時は、回復するまではマッサージを控えるようにしましょう。

おすすめできないのはこんな症状を抱えている人です。
□胆石や腎臓結石がある、疑いがある
□腹部や生殖器などに炎症がある
□重度のヘルニアや重度の腰痛がある
□腹部に潰瘍がある、疑いがある

正しいマッサージの方法

ここでは正しい腸マッサージの方法について説明します。その前に自分の腸の状態をかんたんに確認できるチェック方法があるのでやってみましょう。

腸の状態は人によってさまざま。華奢な体に長い腸をしまっている日本時の場合、8割がよじれ腸（複雑によじれている腸）か下垂腸（骨盤の中に落ちて折り重なっている腸）を持っているといわれています。自分の腸が、「よじれ腸」や「下垂腸」かをチェック項目を見ながら確認してみましょう。

次の症状を感じる方は「よじれ腸」の可能性があります。

【よじれ腸のチェックポイント】

□子どもの頃から便秘だった
□腹痛を伴う便秘になったことがある
□便秘の後、下痢や軟便が出たことがある
□運動量が減った途端便秘になったことがある

以上の4点のうち、2つ以上が当てはまる場合、腸がよじれた状態になっているかもしれません。よじれ腸の症状がある方のうち、次の項目に一つでも当てはまる場合は、さらに「下垂腸」の可能性も出てきます。

【下垂腸のチェックポイント】
□よく運動をしているのに便秘が改善しない
□立ち上がったときに急に下腹がぽっこり出る

正しい腸マッサージの方法と注意点

1

マッサージの前に両手を温めます。
手の平全体で腸を刺激します。

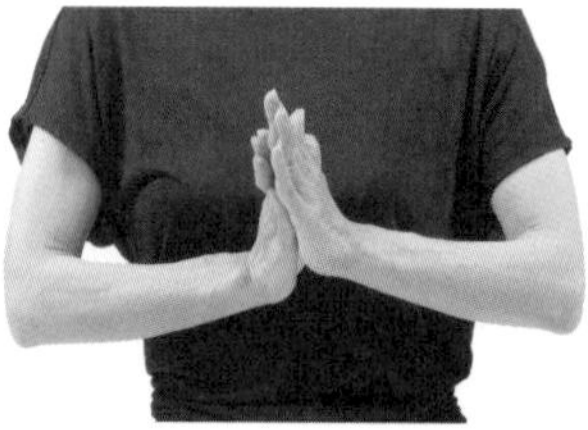

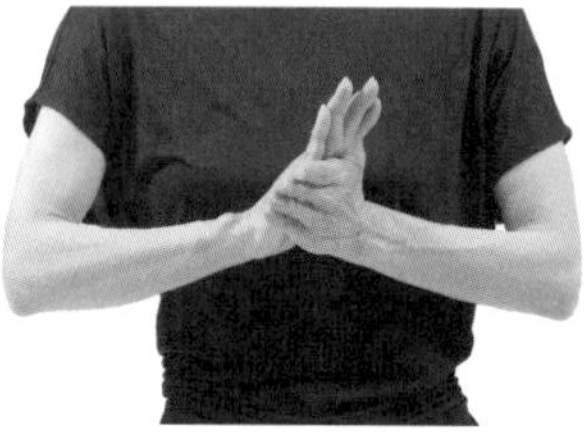

2

①おへそに両手を当てて深呼吸しながら、
均等にスポンジを押すように3cm程
おなかを押します。
②そのまま10秒数えます。

①

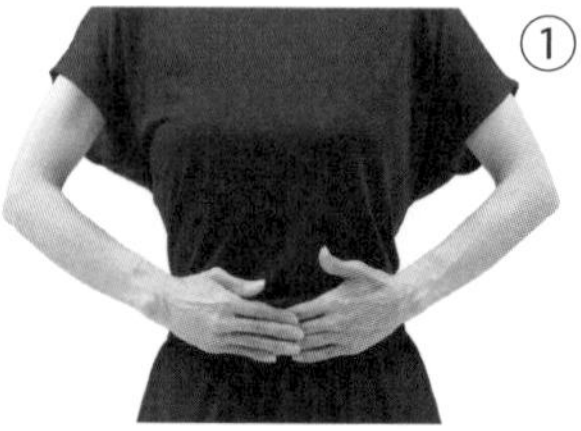

②

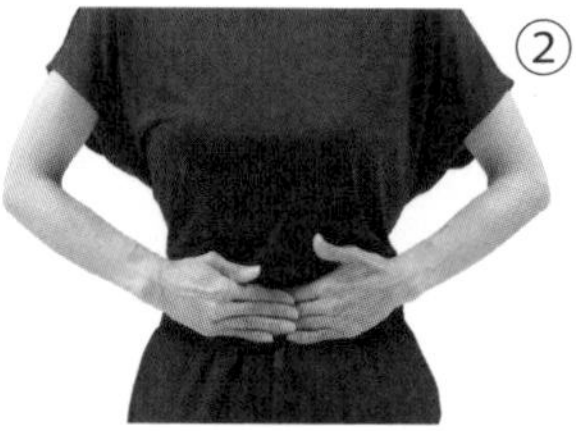

3

①手のひら全体で右腹部肋骨の下を均等に3cm程押して10秒数えます。

②波立たせるようにもみこみます。

③右腹部をスタートにして時計回りにマッサージします。

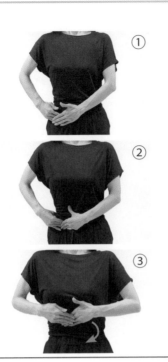

①

②

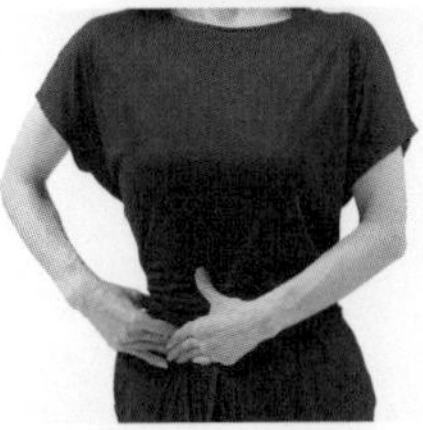

③

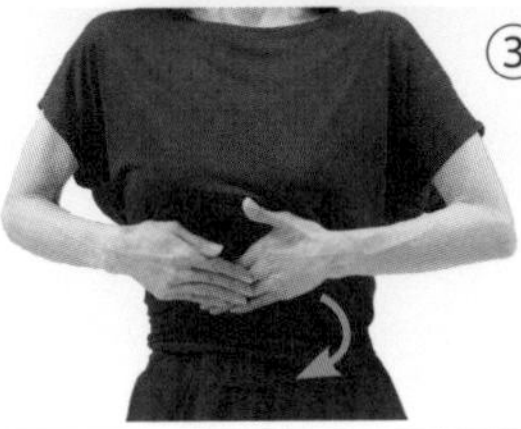

同じように左部分を行います。

4

①両脇腹に親指が背中に、4指が腹部に来るように手を当てます。

②肋骨の真下から10回ずつもみこみながら腰骨まで少しずつ手を移動させます。

①

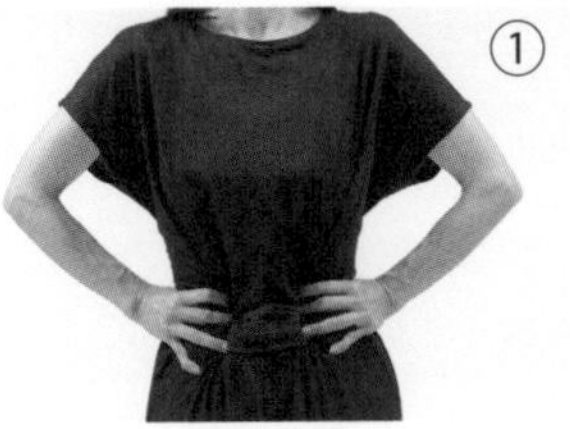

②

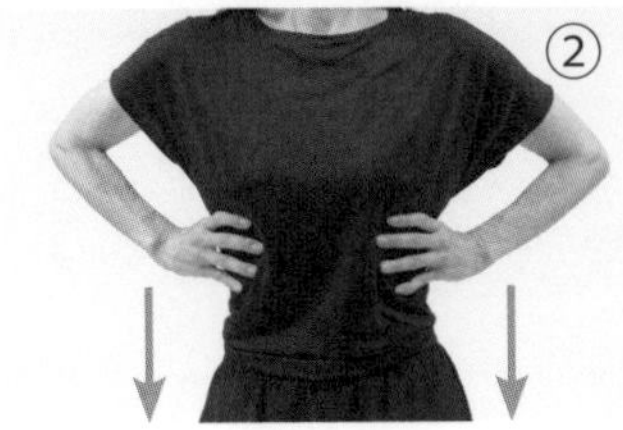

5

①おへそに両親指を当てます。

②4指を腰骨に当たる位置に置きハの字になるイメージで当てて優しく10回もみこみます。

①
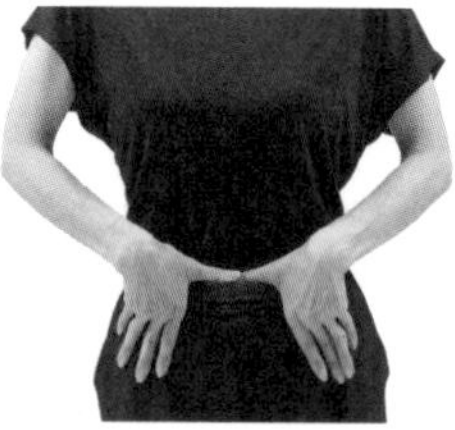

②
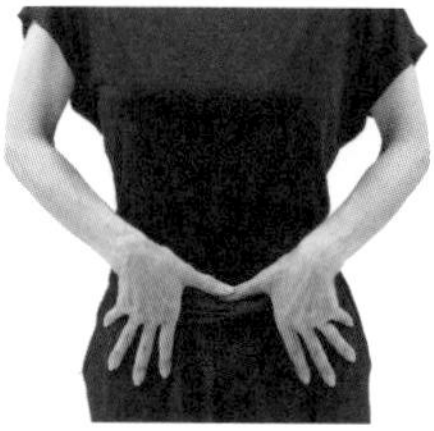

6

①手のひらでおへその近くを腸の形をイメージしながら時計回りに10回ぐるぐる押し流します。

②おへその真上は急所なので押さないように気をつけましょう。

①
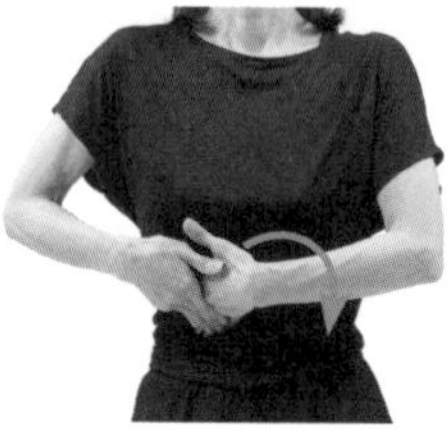

②
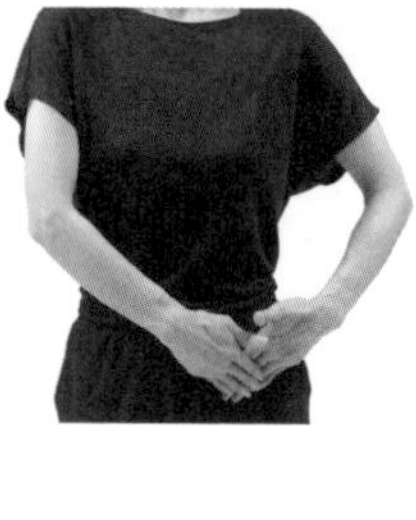

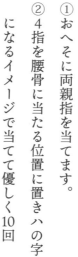

7

下腹部を左から右へ便を移動させるように10回押し流します。

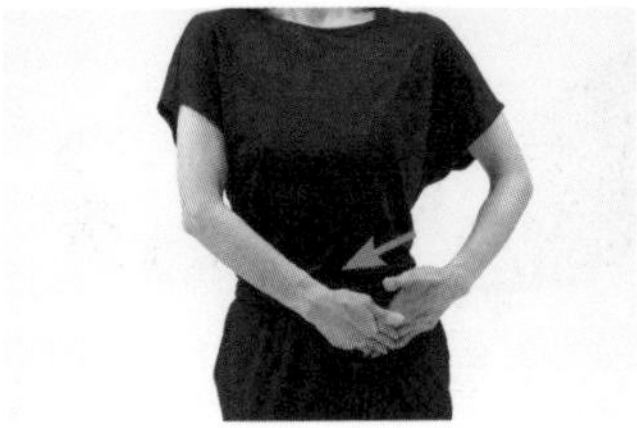

8

①両手の手のひらでみぞおちを中心に、親指がみぞおちに来るように広げます。

②手のひら全体で膀胱の所まで10回押し流します。

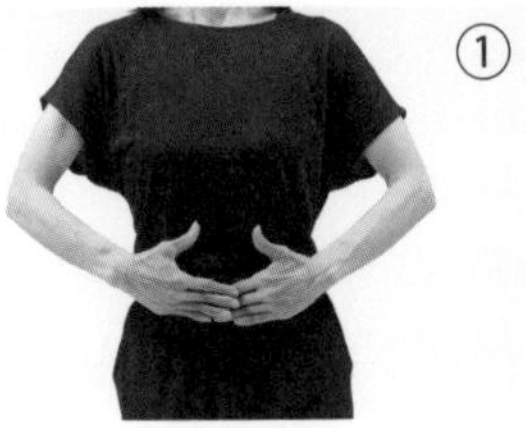

①

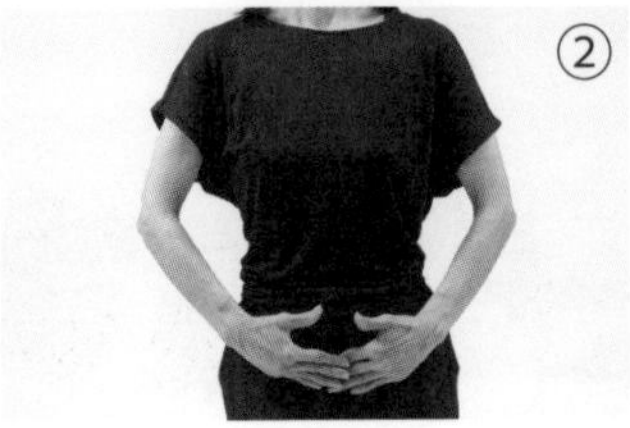

②

【注意点】

・腸マッサージは時計回りに行いましょう。

・みぞおちとおへそは急所なので押さないようにしましょう。

・指のピンポイント圧は行わないでください。

・強く押さないでください。

・痛みが少しでも出たら中止しましょう。

体操の習慣

朝起きた時布団の中でできる体操

1

ひざを立てて仰向けになり、両手を重ねて下腹のでっぱりの下に置く。

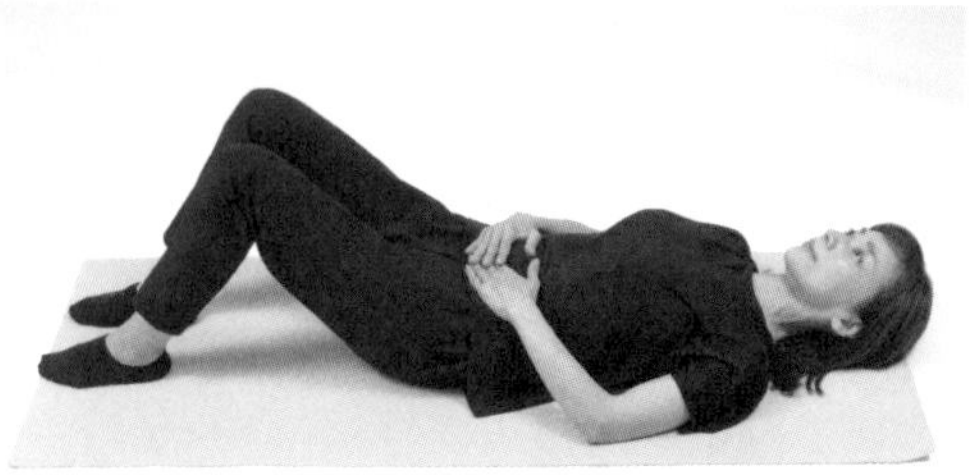

2

息を吐きながら3秒かけておへそまで手を寄せ、5秒キープする。

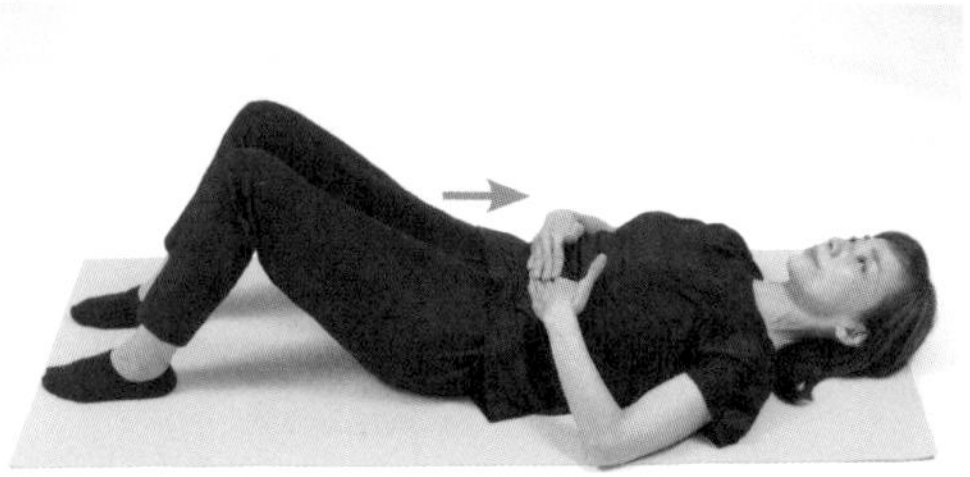

3

おへその左下からおへそまでを順に行う。

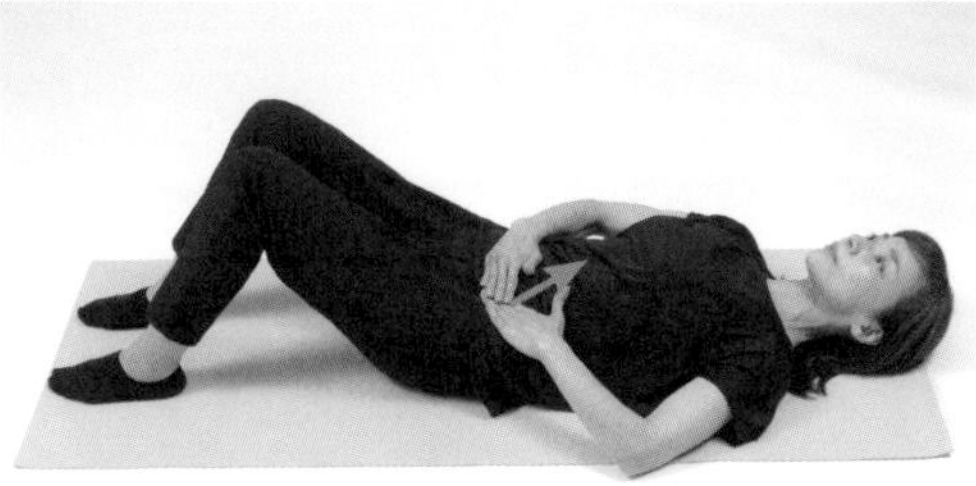

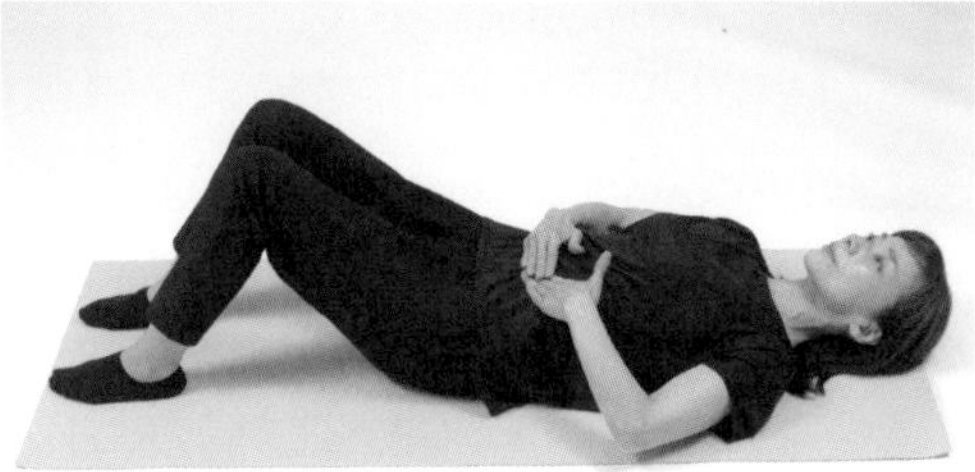

4

両手の指を立てて下腹のでっぱりの下に入れ、息を吐きながら3秒かけておへそまで寄せ、5秒キープする。

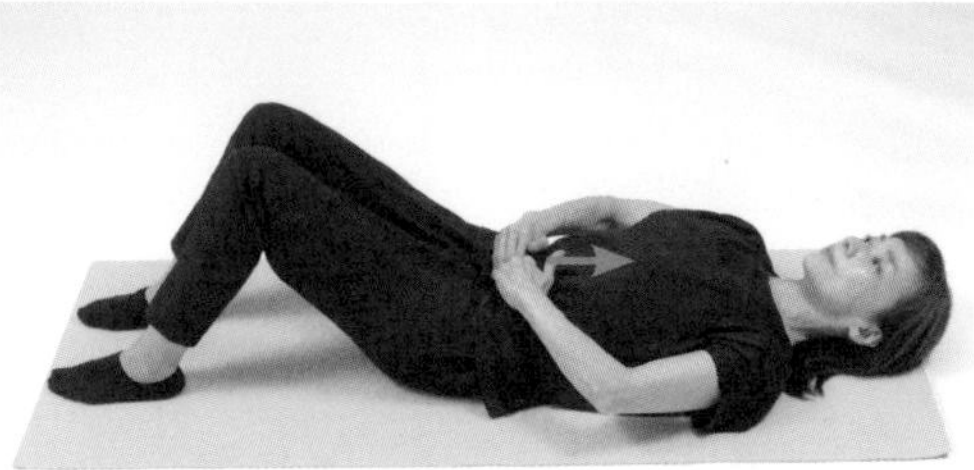

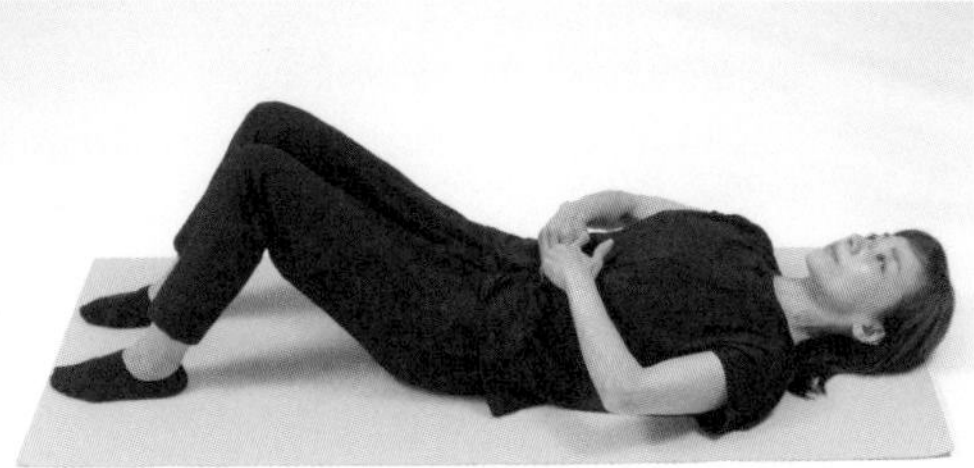

朝から腸を刺激して、血流を良くすることで腸の蠕動運動が活発になり、内容物が動いて外に出やすくなります。

椅子に座ったままできる足上げ体操

1 椅子に座ったまま片方ずつ足を上げます。

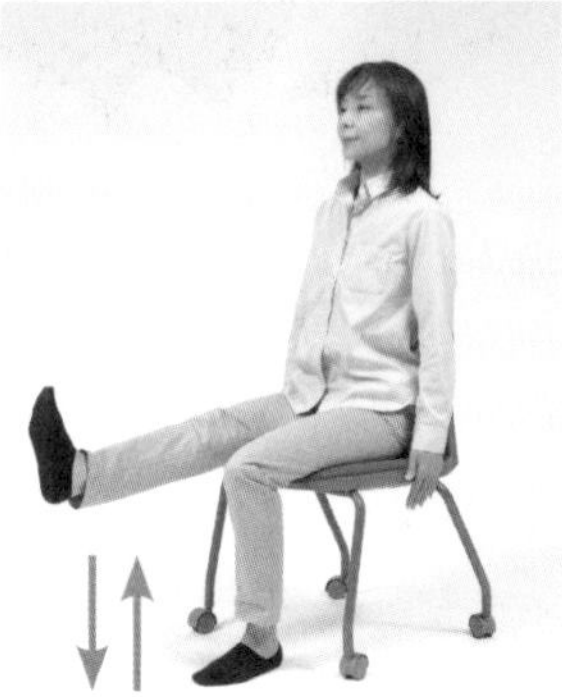

2 交互に上げ終わったら、次に椅子に座ったまま足踏みをします。

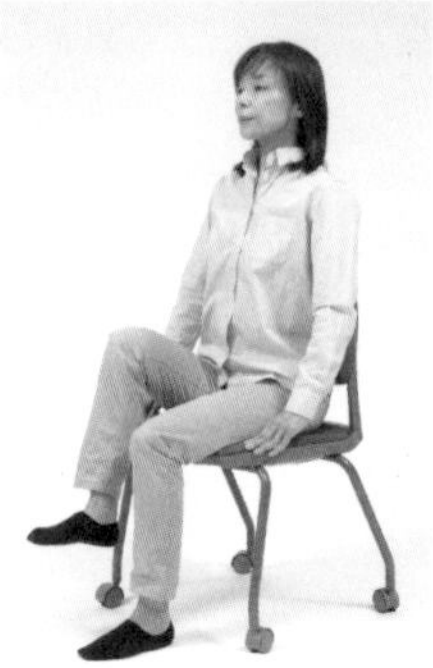

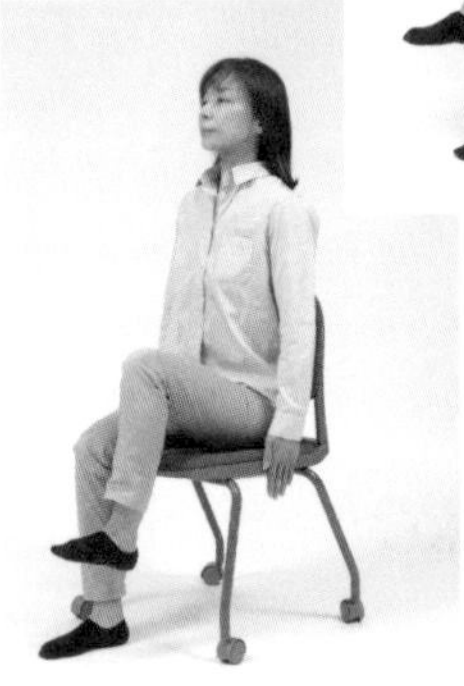

このセットを10回程度行います。

大切なのは、常におなかの筋肉を意識しつつ、背筋を伸ばして行うこと、ひざの角度を90度に保つことです。正しい姿勢を保ちながら丁寧に足を動かすことで、腸腰筋が的確に鍛えられます。

椅子に座ったままできるひねり体操

①椅子に座り、脚を組みます。
②そのまま腰から上全体を片側にひねり、静止したまま深呼吸します。
③身体を正面に戻し、足を組み替え、今度は反対側にひねります。

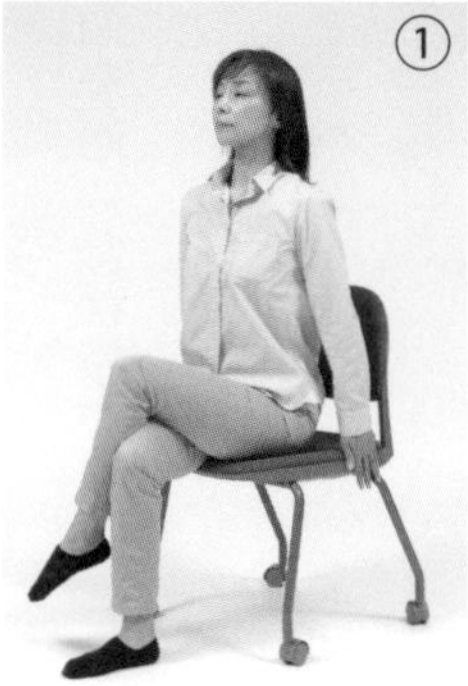

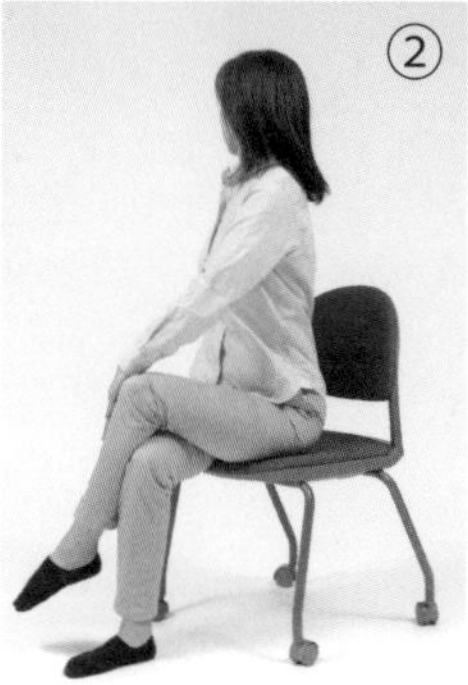

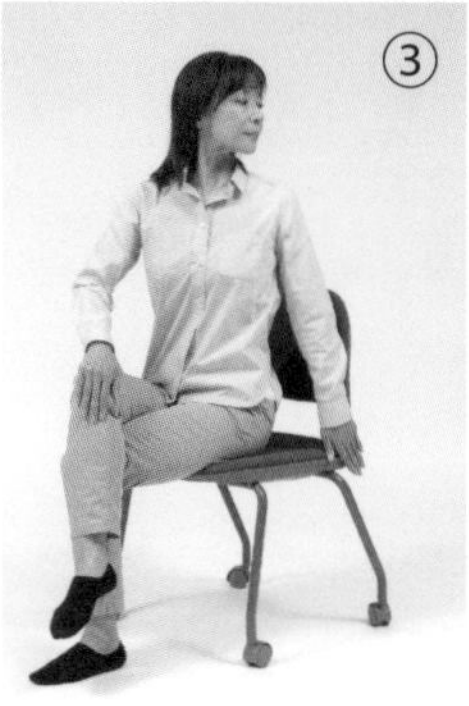

椅子に座ったままできる伸ばし体操

①次に、正面を向いた状態で片手をまっすぐ上に挙げます。
②手を下ろしている側にゆっくりと上半身を倒します。
③倒したまま数秒間キープしたら最初の体勢に戻り、反対側にも倒します。

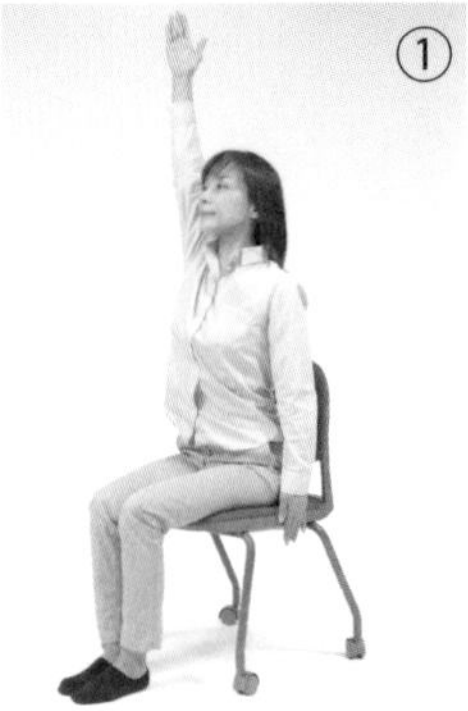
①

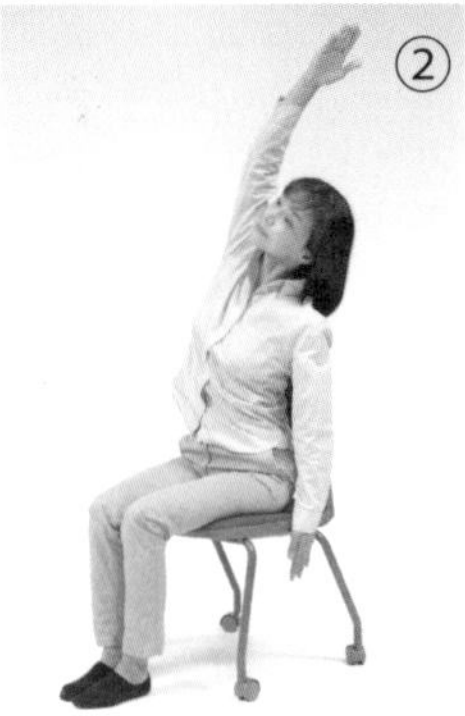
②

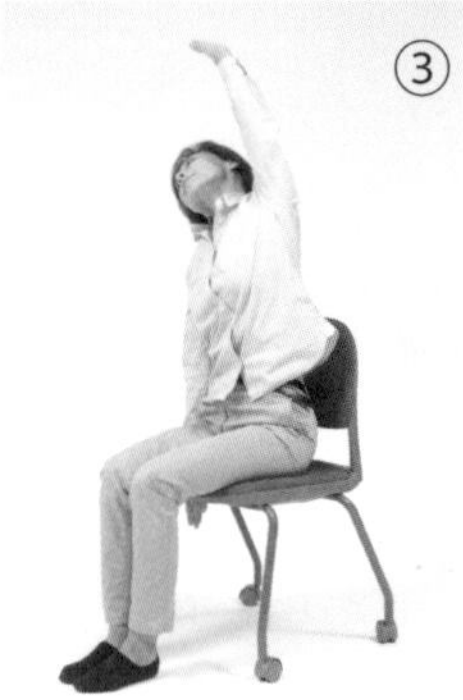
③

おなかをひねったり伸ばしたりする体操は、おなか周り全体に適度な刺激を入れ、血流を向上させることで代謝がアップします。さらに腹筋と背筋を鍛えることにもなり、真っすぐな正しい姿勢を保ちやすくなります。

第 5 章

教えて江田先生!
シニアの腸に関する
モヤモヤ Q&A

気になっていたけど今更誰にも聞けない素朴な疑問から、今直面している辛いお悩みまで、江田先生にお答えいただきました。

Q　腸内環境は60歳頃を境に顕著に変化する（善玉菌が減少＆悪玉菌が増加）と聞いたが、それって本当？

A　はい、本当です。20代になると、健康的な食事をしていれば善玉菌が約20％、悪玉菌が約10％になると言われており、しばらくはこのバランスが保たれます。しかし、50代を過ぎると腸内フローラはまた新たな転換点を迎えます。ビフィズス菌などの善玉菌が減って、ウェルシュ菌や大腸菌などの悪玉菌が増えてくるのです。

60代を過ぎるとビフィズス菌がいなくなってしまう人もいます。それに対して、ウェルシュ菌や大腸菌などの悪玉菌は増える一方なので、60代を過ぎるとこれまで以上に気をつけなれければなりません。

Q 食が細くなってきたが、栄養をとるために無理して食べるよりもサプリメントがいいの？　それともサプリメントってできるだけ摂取しない方がいいの？

A サプリメントとは、栄養補助食品や健康補助食品などとも呼ばれ、ビタミンやミネラルなど健康維持や増進をサポートする成分を簡単にとれる形状にした食品です。手軽に栄養素を摂れると人気ですよね。

サプリメントには、健康増進や体調維持、美容などの目的にあわせてさまざまな種類があり、代表的なものに、体に欠かせないビタミンやミネラルなどが配合されたサプリ、美容や体力づくりのためにプロテインやイソフラボンが配合されたサプリなどがあります。

腸活サプリには、乳酸菌やビフィズス菌、酪酸菌など善玉菌（プロバイオティクス）や、善玉菌のエサになる成分（プレバイオティクス）が配合されています。これらに加え、酵母菌やナットウキナーゼ酵素などを付加したサプリなどもあります。

腸活サプリは、腸活をサポートするためのものですがそれを飲むだけでは、腸活の効果を十分に期待できません。

毎日の食生活で、乳酸菌やビフィズス菌などの善玉菌を含む食品や、善玉菌のエサとなる食物繊維やオリゴ糖を含む食品など、腸活に良い食べ物を積極的にとり入れながら、サプリメントとも上手につきあうようにしましょう。

Q

「お腹の調子が悪いので低FODMAP食にしたい」「手作りの料理から栄養を取るのが一番」ということは十分に分かっているのですが、一人暮らしで自分のためだけに作るのが億劫で、ついコンビニで買ってきてしまうんです。

A

低FODMAP食事法が良いことは頭では分かっていてもなかなか実行できない。シニア世代にはそんな人、多いかもしれませんね。でもポイントさえ抑えれば、コンビニ食でも乗り切れます。

※以下は過敏性腸症候群やSIBOの人向けのアドバイスです。

ポイント1　パンよりお米。白米より玄米

一般的には腸に良いといわれるレジスタントスターチ（体内で消化しづらいでんぷん）。お米の糖質は冷えた状態だとレジスタントスターチという糖質に変化して大腸で吸収しづらくなるり、ガスを発生させるので、お腹の弱い人は、できるだけ温めて食べるようにしましょう。

ポイント2　サラダはチキンやツナに

ポテトサラダやドレッシングは、タマネギなどの高ＦＯＤＭＡＰ食品が使われていることがあるので、できるだけ鶏肉やツナのサラダを選び、ドレッシングをたっぷりかけるのは避けましょう。野菜ジュースにもタマネギが入っていたり、乳酸菌飲料にもイヌリンや乳糖などの高ＦＯＤＭＡＰ成分が含まれています。

ポイント3　ドリンクは水か緑茶に

何か飲み物を買うなら、オリゴ糖（フルクタン）が含まれている烏龍茶は避けて水か緑茶にしましょう。体に良さそうに見えて高ガラクトオリゴ糖が含まれている豆乳は避けましょう。はちみつやオリゴ糖などの高ＦＯＤＭＡＰの添加物の入っていないアーモンドミルクはＯＫです。

ポイント4　お菓子はナッツかフルーツに

どうしても間食したくなったら、スナック菓子ではなくナッツやフルーツを選びましょう。アーモンドやヘーゼルナッツは1日10粒以下ならＯＫ。カシューナッツは避けましょう。カットフルーツを選ぶ時は、りんごはなく、パイナップルやキウイフルーツが入っているものを選びましょう。

Ｑ　孫と一緒にいると不思議と腸の調子が良いのですが、何か関係はありますか？

Ａ　はい、あります。腸は脳と繫がっているので、脳がストレスを感じると副腎皮質刺激ホルモン放出ホルモンが脳の視床下部から放出され、それが腸管に達するとあらゆる不調を起こします。しかし、最近の研究では、そのストレスホルモンの働きが、オキシトシンというホルモンによって避けられることが分かってきました。

オキシトシンは、赤ちゃんやペットに触れた時に「愛おしい」と感じ、幸福感をもたらしてくれるホルモン。別名「愛情ホルモン」と言われています。あなたが愛するお孫さんと一緒にいると腸の調子が良いと感じるのには、しっかりとした裏付けがあるのです。

遠くにいてなかなかお孫さんに会えない時は、ビデオ通話をしたり、送ってもらった動画を見るだけでも効果が得られます。猫や犬など「愛おしい」と感じる動物でも同じ効果が得られますよ。ぜひ試してみてください。

江田証（えだ・あかし）

１９７１年、栃木県に生まれる。医学博士。江田クリニック院長。日本消化器病学会奨励賞受賞。自治医科大学大学院医学研究科修了。日本消化器病学会専門医。日本消化器内視鏡学会専門医。米国消化器病学会（ＡＧＡ）インターナショナルメンバーを務める。消化器系がんに関連するＣＤＸ２遺伝子がピロリ菌感染胃炎で発現していることを世界で初めて米国消化器病学会で発表し、英文誌の巻頭論文として掲載。毎日、全国から来院する患者さんを胃内視鏡、大腸内視鏡で診察し、改善させることを生きがいにしているカリスマ消化器専門医。テレビ、ラジオ、雑誌などマスコミに頻繁に取り上げられ、わかりやすい解説に人気がある。著書には『腸内細菌の逆襲　お腹のガスが健康寿命を決める』（幻冬舎）など、多数。

老いと腸
名医が教える老けない人の腸活術
2023年4月25日　第1刷発行

著者／江田証

中面デザイン・DTP／オブジェクトラボ
撮影／オリガ・アノソア（産業編集センター）
編集／松本貴子（産業編集センター）

協力：シニアリストモデルエージェンシー

発行／株式会社産業編集センター
〒112-0011　東京都文京区千石4丁目39番17号
TEL 03-5395-6133 FAX 03-5395-5320

印刷・製本／萩原印刷株式会社

ISBN978-4-86311-362-6 C0077